瞑想による
ココロとカラダの
断捨離

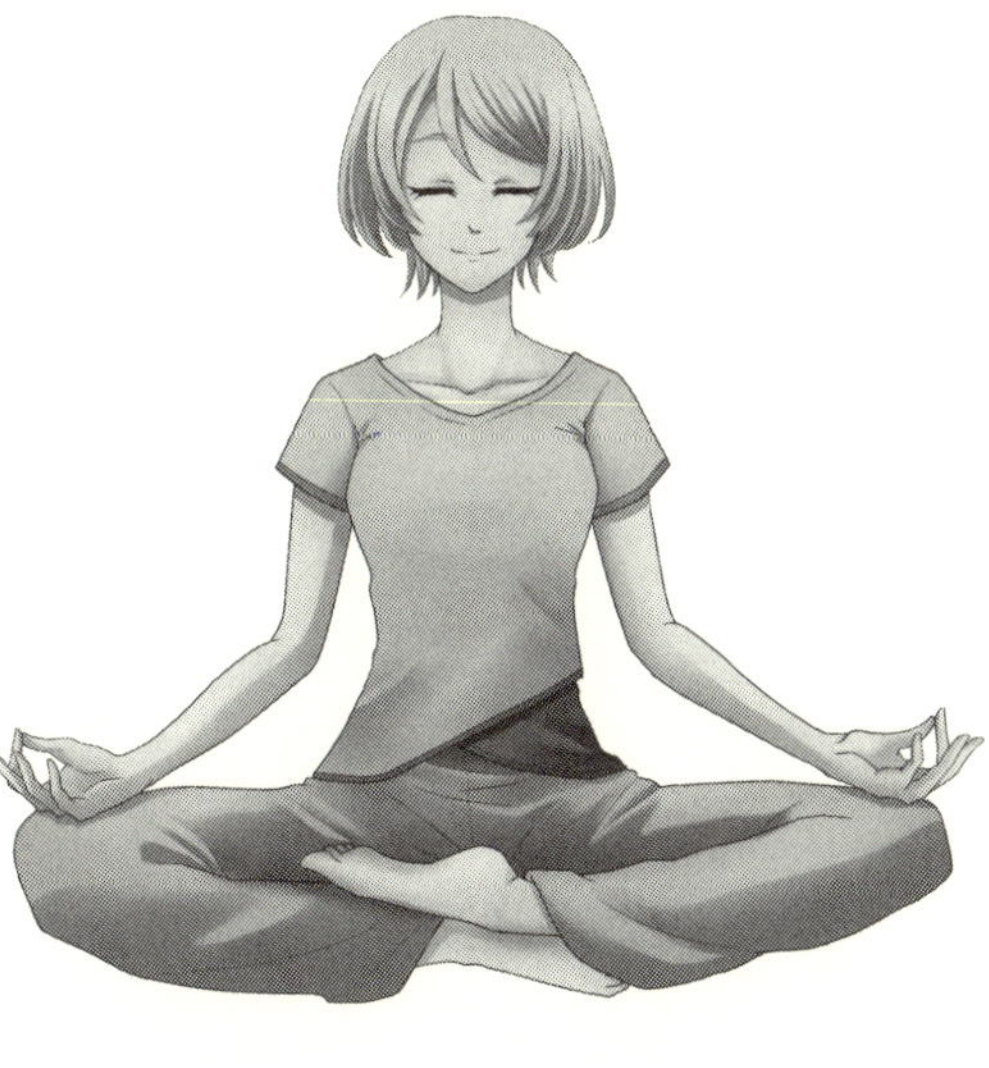

名誉心理学博士 原 久子

はじめに

ストレスの多い現代社会の中、いま多くの方が心と体の癒しを求めています。


では、心と体はどうしたら癒されるのでしょうか。

その答えは、長年、心と体に溜めてしまった不要なものを、瞑想を通じて断捨離することです。


心の断捨離とは、心に溜めてしまった悲しみや怒り、イライラなどのマイナスの感情を整理し捨て去って整えることであり、体の断捨離とは、体にとって不要な水毒や排泄できていない便、そして体内に溜まっている重金属や化学物質などを体外へ排出することです。


私たちの心と体は密接に関係し合っています。

そのため体の断捨離をいくらしても、心の断捨離も並行しておこなっていかないと、断捨離ができているとは言えません。

体の排出能力をコントロールしているのは自律神経です。

私たちの自律神経は、心が安らいでいるときにスムーズに働きます。

ところが、心にストレスをかかえ、引っかかりやわだかまりをもったままにしておくと、自律神経のバランスが乱れてしまいます。

その結果、体内の解毒能力や排出能力が低下して、不要な毒素が体内に留まってしまい、そして体調不良を招いてしまうのです。

私たちの体は、一秒間におよそ五十万個の細胞が毎瞬毎瞬、入れ替わっています。そのため、いま病んでいる細胞が、ずっと病んだままでいる状態というのは不自然な状況なのです。


では、どうして同じところがずっと悪いのでしょう。

それは、自分の意識が決めたとおりの現実をつくっているからなのです。

体の指揮者は私たちの意識なのです。そのため、自分が無意識のうちに毎瞬毎瞬、何を細胞に命令しているかで、私たちは健康になったり、病気になったりするのです。


この本には、心と体のメカニズムについての教えと、瞑想を活用して心と体の断捨離をするための具体的な実践方法が書かれています。

この本を手に取られた方の心と体の断捨離がなされ、健康で幸福な人生を手に入れていただければ幸いです。

原　久子

目次

第2章　心の断捨離

第1章

心身の癒しのメカニズム

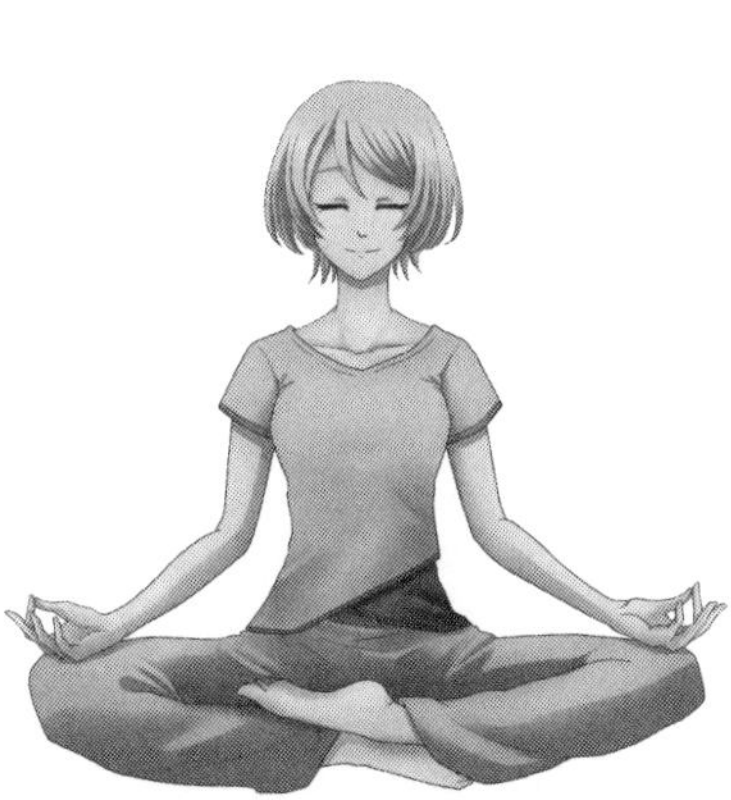

【1】心と体の深い関係

●心と体の両方が健康であることが重要

私が呼吸法や瞑想をおすすめしているのは、自分の心と体の不要なものを断捨離して浄化するために、とても有効だからです。特にヒーリングの効果を求めるのであれば、慢性的な病気を癒す作用がある瞑想や呼吸法が必須です。

慢性的な病には心が大きく関係しています。

しかし、ぎっくり腰やケガなどで突然、腰痛が起きたり、突発性の病や過労で体調不良を起こしたような、急激に起きたものは、聖なる存在（後述）のエネルギーをヒーラーから送ってもらうことで体が癒される、ということもよくあります。

仕事などで忙しい日々を送っている方の中には、「そのうち治るだろう」と自分に言い聞かせ、病院に行く時間をとらないままに時間がたち、病気の進行が進んでしまっているという場合がよくあります。

しかし、多くの習慣性の病や慢性的な病は、病院に行かなくても、いま自宅で自分を癒すことが可能な治療法を知り、実践することで快方に向かい、より良い生活ができるのです。

私たちの体と心は密接につながっており、切り離すことができません。ですから、体が癒されると心も楽になります。しかしだからといって、心だけですべてが癒されたり、体だけ癒して幸せになれるということではありません。

どんなに体が丈夫でも、精神を病んでいる人はたくさんいます。しかし、それでは意味がありません。心がすごく美しくても、病弱では人の役に立てません。やはり心と体、両方が健康であることが必要なのです。

●細胞にも意識がある！

私は治療関係に従事していた時間が長く、二十代のときに三年間、鍼灸学校で東洋医学を学び、国家試験を受け、鍼灸師の免許を取りました。鍼灸学校の学生であった頃からたくさんの方に鍼の治療をおこなっておりました。卒業後は自分で鍼灸院を開き、八年間、多くの患者さんを診させていただきました。

さらに、いろいろな心霊治療家のところに入門し、勉強した経験もあります。それらのさまざまな経験をふまえて、どうしたら心と体が癒されるのか、ということについてお話をさせていただきます。

前述したように、心と体というのは切り離せないものです。ストレスを受けたり、悩みをもったとき、また心がマイナス的な思いでいっぱいのときは、呼吸が浅くなります。すると細胞の代謝が悪くなり、自律神経はバランスを崩し、免疫力が落ちてしまいます。その結果、いろいろな病気を引き起こすことになりかねません。

日々の忙しさの中で仕事にばかり気をとられて、体のことには目を向けず、たとえ心にはそれほど問題がなくても、暴飲暴食を繰り返したり、きちんとした睡眠をとらなければ、当然、体は壊れます。

体には体の法則がありますので、体への無理も限界を超してしまいますと、体調不良を起こすのです。

体のすべての細胞には意識があります。私たちの心はさまざまなことを感じたり、悩んだりしますが、そのようなときでも細胞は何も言わずに二十四時間働いてくれているのです。もし心臓の細胞が一瞬でも、「この人は嫌だから働きたくない」などと思ったら、もうその方の生命活動は終了です。

そもそも、心臓が二十四時間、休みなく働いていることは奇跡的なことなのです。

胃腸も同じです。腸が十分くらい休憩をしたいと思って働きをストップしてしまったら、腸閉《ちょうへい》塞《そく》になってしまうのです。目もそうですし、手も足も、私たちのためにいつも働き、協力してくれているのです。

●不調の原因は？

腰が痛いとか、胃がムカムカしたりするなど、体の不調を感じたり、体のどこかに痛みを感じたとき、そこには必ず原因があります。

そして原因をたどっていけば、突然に腰が悪くなるということはないのだということがわかります。過労であったり、姿勢が悪かったり、腰に対しての感謝がなかったりなど、その原因はさまざまです。

思い当たる原因が見つからないときは、いま不調が起こっている体の箇所に気持ちを向ける瞑想をおこない、体の細胞からの訴えを聞くことです。つまり、自分の体の細胞と対話をするのです。すると細胞はとても喜び、不調な個所の細胞が活性化し、その部位を治そうと頑張ってくれていることを感じることができるようになります。

おかげさまで私はいま、ほとんど休みなく働くことができていますが、以前は「病気の問屋」と言っても過言ではない状態でした。そういう経験があるからこそ、みなさんにお伝えできることがあると思います。私ほど多くの病をかかえていた人が、薬や病院の力を借りずにその状況を脱することができたのですから、後天的な症状であれば、治らない人はいないと思っています。

私は人工透析の一歩手前、つまり腎不全の一歩手前までいっておりました。また「鈍重肝《どんじゅうかん》」といって肝臓がいつも石や鉛が入ったように重苦しく、腸は下剤を飲まないと動かないくらい、麻痺的な状態でした。

その上、アトピー性皮膚炎があり、眼は極度の近視でした。さらに、ぎっくり腰は年に三回くらい、ひざに水がたまってしまい痛みを感じることが多く、風邪は一年に四、五回くらいひいており、体調の良いときがありませんでした。

私の場合、幸か不幸か、病院では治せないような病気ばかりを患い、その上、薬品アレルギーなので薬が使えませんでした。麻酔もダメで、普通量を使用すると、気を失ったり、カラダに不調が現れてしまうのです。それで、日々の体の不快感を取りたい一心で、そのためにはどうしたら良いか、ということで薬や病院に頼らない治療法の研究が始まったのです。今では麻酔なしでも歯を削っていただけるようにまでなりました。


私がそれらの病状をどのようにして治してきたかというと、まずはその原因を追求していきました。私の不調の原因はストレス、食生活、呼吸の仕方、運動不足、それから排泄の問題等々、いろいろありました。薬や病院に頼れない体質であったので、その代わりに呼吸法や瞑想、そして食事療法など、自分でできる治療法を実践していったのです。

その結果、私の腎臓、肝臓、腸は正常に働いてくださるようになりました。さらにアトピー性皮膚炎も完治し、近視のほうも〇・〇一くらいであった視力が現在では〇・八くらいまで回復しました。さらに昨年の十二月に受けた人間ドックの検査では、医師から現在は特に問題となるようなところはない、とまで言われました。

その原因を取り除くことを実践しながら、それと並行して私がおこなったのが細胞との対話でした。

●腸の細胞と対話する

まずは、私のすべての病の根本的な原因であった腸について考えました。いったいどうして腸がまともに働いてくれないのかと思い、腸に対して内観をおこないました。私が生まれてから十歳ぐらいまでの間に、私は腸に対してどんな対応をしてきたのかを「内観」という方法を使って調べていったのです。


そのやり方ですが、「腸さん、腸さん」と自分の腸に心の中で声をかけながら、自分は腸からどれだけお世話になったか、そして自分は腸のためにどんなことをしてきたのか、腸にどんな迷惑をかけたのか、を考えるのです。

すると、自分の腸にとてもひどいことをしてきていたのだ、ということがわかったのです。

私は子供の頃、朝食抜きで、昼にかろうじて給食を食べて餓えをしのぎ、夜はお菓子だけという生活でした。家庭環境のせいもあり仕方がなかったのですが、成長期の体にたんぱく質やカルシウム、そしてビタミン、ミネラルがまともに入ってこないのですから、腸にとっては大変な問題だったのです。そのため、私の腸は正常に働くことができなかったのです。

その当時の私は、栄養失調状態でいつもフラフラしており、それなのに、甘いものばかり食べていました。成長期にそんなものばかり食べていたら、臓器に栄養がいかないため働きたくても働けず、成長ができなかったのだということに気づきました。

夏休みなどは、おなかがすくと、昼食代として母からいただいたお金でアイスキャンディーを買って食べていました。母からは、「好きな物を買って食べなさい」と、お金を渡されていましたので、好きなアイスクリームとかキャンディーなどの、甘くて口当たりの良いものばかりを食べて、おなかを冷やしていたのです。

甘くて冷えたものは腸の働きを鈍くする作用があるので、当然、私の腸の働きは悪くなったのです。すると今度は下剤を飲んで排泄を促すという、悪循環を繰り返していたのです。内観によって腸のことをいろいろ調べていくと、腸の働きを鈍らせるようなことをたくさんおこなっていたことがわかったのです。

このようにして、自分が腸に対してとっていた行動を振り返ると、本当に申し訳なかったと思いました。そして、自分がこうして生きていることに対して、そんな状況下でもなんとか働いてくださった腸に対して、感謝の気持ちが出てきました。そして、自分は腸が喜ぶようなことを何もしていなかったのだ、ということを痛感させられました。

私は、ひどい目に遭わせてきた自分の腸にたくさんお詫びして、「腸さん、あのときはつらかったね、ごめんなさい」と、いたわっていきました。

そして、「今日まで何とか働いてくださってありがとう。これからはあなたが働きやすいよう生活の中で努力していきますから、完全な働きをお願いします」というように、腸に対してお詫びと感謝とお願いを繰り返していくうちに、だんだん腸が反応するようになりました。ほとんど感覚がなかったはずなのに、ポコッポコッと動き始め、活性化が始まりました。並行して瞑想呼吸法とストレッチをおこない、食事にも気をつけていったところ、だんだんと症状が回復して、下剤がいっさい不要となったのです。

何十年と下剤を使わないとに自力で排泄することができなかった腸が、正常に働くようになったのです。

●楽しい赤痢入院

腸にまつわる思い出を一つ、ここで紹介しておきましょう。

いまお話をしたように、私は子供の頃、夏休みになると母が家にいなかったので、お昼ご飯をつくってもらえず、給食もないので、毎日アイスキャンディーを買って、ご飯代わりに食べていました。子供の頃はよく近所にアイスキャンディー売りが来ていたのです。

　小学校四年生の夏休みに、そんな生活がたたって赤痢になってしまいました。赤痢になっても母親は無関心でした。私は発熱し、だるかった上に血便が出て、おなかも痛い状態でした。しかし母は、「そのうち治るから気にしなくていい」と病院にも連れておこなってくれません。

　そんなときに、母とおばあさんと箱根旅行に行くことになり、そのときに体の不調をお婆さんに訴えたところ、お婆さんがびっくりして、「それは大変だ。きっと大変な病だから、こんな箱根なんかにいる場合じゃない。すぐ連れて帰って、大きな病院で検査しなさい」と母を説得してくれ、母はしぶしぶ私を病院へ連れて行ってくれました。

　都内の国立病院に行くと、「赤痢なので隔離病棟に入院です」と言われ大騒ぎになり、家中を消毒に来て、大変なことになったのです。

　それまでは血便が出ている状態なのに、毎日アイスクリームやアイスキャンディーを食べていました。さらに、親が「夏休みだからプールに行きなさい」というので、赤痢の状態でプールに入って赤痢菌をまき散らしていたのです。

　入院してみてビックリしたのは、入院すると三食きちんと食事が出るのです。病院で出される食事は美味しくて、病院というのは何と素晴しいところだろう、と思いました。

隔離病棟なので親が泊まって付き添うことができないのですが、入院中の子供たちの中には毎日お見舞いに来る親御さんがたくさんいました。そんななかで、私の母親は忙しかった上に子供への関心がうすかったので、たまにしか病院に来てくれませんでした。

しかし、ほとんどの親は毎日来ていました。そして親が帰る頃、子供たちはみんな淋しがって泣くのです。しかし私の場合は、家にいるより病院にいるほうが看護婦さんが親切で、心配してくれたり、かまってくれたりするので入院生活がとても幸せでした。

看護婦さんは親切にお世話をしてくださるし、まともに三回食事ができたので、「ここは天国だな」と思いました。そのため、他の子供たちが淋しがって泣いていることが、当時は理解できませんでした。

症状は十日ぐらいで回復し、退院となりましたが、そんな素晴しい環境を離れることが寂しくてもっと残りたい、と思うくらいでした。夏休みの宿題の作文では、「楽しい赤痢入院」と題して書いたことを覚えています。

入院生活がとても楽し過ぎて、「世の中にこんな楽しい場所ほかにあるのか」と思ったほどです。

この件を通じて、人間の幸・不幸は事実の中にあるのではなく、捉え方の中にあるのだ、ということを体験させていただけたのだと思います。

側から見たら赤痢で入院して不幸と思えることでも、本人の捉え方次第で幸せにも不幸にもなるということです。

●細胞との対話で腎臓病と肝臓病も回復

腸を細胞との対話で治した後、続いて腎臓と対話をしました。
腸が悪いと毒素がまわり、血液を濾過する腎臓に支障が出てくるのです。

中学生の頃など、よく友達と一緒にトイレに行ったりしますが、私は全然行きたくなりませんでした。友達は一日に何回もトイレに行くのに、私は一回も行かないで一日が終わってしまいます。尿意がなかったのです。そのため、いつも体がむくんでいました。朝などは手も足も顔もパンパンです。高校生の頃、顔のむくみでいつも目が腫れていたので、糸目と言われていました。

冷えは腎臓にとってよくありません。小学生の頃、多くの子供は素足で太もも丸出しにしていますが、普通の子供は血行がいいので、それで病気になることはありません。しかし、もともと私のように栄養不良からくる貧血で病弱な子供の場合は、素足でいると冷えて足がしびれ、感覚がなくなっていきます。そのため、私は子供の頃、毎年しもやけで手も足も腫れていました。冬は紫に腫れて、春になると、かゆくてかゆくて、つらかったものです。足を冷やし、その上、冷たいものを飲んで、腎臓の負担になることばかりしていたのです。

私は腎臓を治すために、毎日、腎臓のあたりに手を当てていました。そして、注意を向けていると、腎臓の感覚がわかるようになりました。私の場合は萎縮腎《いしゅくじん》でしたが、今日はこのへんが硬くなっているという感じがわかるのです。私の腎臓はストレスと栄養失調により、腎臓が縮まって萎縮してしまい、働きが鈍くなっていたのです。

「腎臓さん、ほんとにごめんなさい」と毎日毎日、腎臓の細胞と対話しました。「どうかこれからケアしていきますので、順調に働いてくださいね」と。

毎日毎日、声をかけていったところ、腎臓がリラックスしていく感覚がわかりました。

そして腎臓の緊張がだんだんほどけていくようになり、お小水が普通に出るようになったのです。その結果、むくみもなくなりました。

そして最後に残ったのは肝臓です。肝臓は鈍重肝にかかっており、肝臓がいつも重苦しくて気持ちが悪い状態でした。その固まりを取り出してしまいたいような感じの症状でした。

私の場合、肝臓が治るときには、ボコボコボコッと肝臓が音を出して反応してくれました。そのとき、肝臓が音を出すことにびっくりしました。普通、肝臓自体は音など出さないものですが、私にわかるように、「治っていきますよ」という合図を、音で知らせてくれたのではないかと思っています。

●アトピー性皮膚炎の緩和

その頃の私は、ひどいアトピー性皮膚炎でも苦しんでいました。

細胞との対話の中で、腸や肝臓などの問題は少しずつ回復の兆しが見えていましたが、最後に残ったのがアトピーの問題でした。このアトピーを治すにはどうしたらいいのか、と自分に問いかけていったとき、自律神経のバランスを調えなければならない、ということがわかりました。

アトピーの原因は人それぞれですが、私の場合は、とくに腎臓と腸に問題があったのです。これらの内臓は自律神経によって支配されていますが、この自律神経のバランスを崩していた原因がストレスでした。

私の場合、小さな頃からのストレスで心に曇り（生まれてから今日まで思ったり、感じたりしたマイナス的な思いが無意識の中にたくさん蓄えられていき、心がスモッグで覆われた状態）がたくさんあったことに気づき、まずは徹底的に心の浄化をする必要がありました。

心に曇りがたくさんあると、「フォース（真我）」（心の中に内在する宇宙意識と直結した本当の自分）のエネルギーである、愛や感謝のエネルギーがさえぎられてしまいます。そのため、感謝をしようと思っても、また頭の中だけでしたつもりになれても、本当の感謝の気持ちが湧いてこないのです。その結果、聖なる存在（仏教の仏・菩薩やキリスト教の天使など）やフォース（真我）の応援を受けにくい状態になってしまうのです。

アトピーの方には共通して、自分自身を嫌う傾向がみられます。

「なんで自分だけこんな目にあうのだろう」「なんて自分は嫌な人間なんだろう」と、無意識に自分を責めているのです。私の場合、子供の頃から毎日つらくて起きられないから勉強もできない、やりたいことは何もできず、そういう自分がだらしなく思えて、とっても嫌いでした。

このように自分で自分を攻撃することが、免疫力を狂わせる原因となってしまうのです。その結果、アトピー性皮膚炎になったり、人によっては喘息になったり、鼻炎になったりと、さまざまな症状が出てきます。私はそのことに気づき、自分を解放し、癒していくことでアトピーを治すことができたのです。

このように、ずっと臓器に注意を向けていますと、各臓器がよくなるためには生活の中で何をしたらいいか、ということについてのメッセージが伝わってきます。私が皆さま方に患部の細胞と対話してほしいというのは、細胞からのメッセージを聞き取ってほしいからです。そうすると、今の自分の病気にはどのようなケアが必要かということがわかってきますので、それを実践していけばよくなっていくのです。

私は、腸のときには食べ物の間違いに気がつき、腎臓では冷やすことがいけないことに気がつきました。肝臓に意識を向けたときには、ひまし油湿布が良いとか、毎回、何かそのときに必要なメッセージをいただいていました。

対話をしながら、それらのケアを並行しておこない、問題のある部位を全体的に改善していった結果、アトピーも治っていったのです。アトピーや慢性鼻炎や喘息は体質病ですから、どこか一個所だけをケアしたら治るというものではありません。体質全体を変える必要があるのです。

これは内臓や皮膚に限ったことではありません。たとえば、現在、目にトラブルがある人は、目を酷使しているのではないか、目にとって悪い生活をしていないかどうかを考えていきます。悪くなる原因を取り除いていきながら、それと並行してその細胞と対話し、細胞をいたわっていくことで回復力が増していくのです。

まずは、いま自分ができることを精一杯努力し、その後に、「どうか、私も努力をしていきますから、一日も早く完全なる働きをしていただけるようお導きください」と、自分のフォース（真我）または聖なる存在にお願いをします。すると、各人のフォース（真我）や聖なる存在からサポートしていただけることで体の回復力が早まり、今まで治癒が不可能と思われていたような病まで回復する場合が多々あります。

●自分の体を愛してあげましょう

私の場合は体の悪いところが多かったので、回復するのに時間がかかりましたが、まずは、いま、いちばんつらいところから始められたらいいでしょう。

細胞と対話していくと、不調の個所は、自分の体をいたわっていなかったことに気づくでしょう。結局、自分の体を粗末にしているのです。自分を粗末にして愛せない人は、他人も愛せないし、いたわれないのです。

人のことを気にかけているつもりでも、自分を粗末にしている人は、結局、自分が不幸になって、最終的に人のことも助けられなくなってしまうでしょう。自分の体をいたわるということを、ここでぜひ学んでほしいと思います。

治療効果を上げるために不可欠なことは、私たちの気持ちがプラスの方向に向くように心がけることです。すると、治療効果は格段に上がります。私も治療院で患者さんを診せていただいていた経験から、やはり治療を受ける人の姿勢で、その効果は全然違うことをたくさん体験しました。心霊治療（メスを使ったり、患者さんの体に直接力を加えたりせずに、気の力や聖なる存在のエネルギーを使って癒す治療法）などを見ていてもそうでした。「ああ、これから癒していただくんだ。ありがたいな」と思って受けるのと、「本当に効くのかな」とか、「これだけのお金を払っているんだから、効かなかったらただじゃおかない」なんて思っている人とでは、全然、効き方が違うのです。

治療を受けるときに、感謝の気持ちをもって治療を受けると、感謝のエネルギーによって、天上界の聖なる存在の応援をたくさん受けられるのです。そこには「同じ波長のものを呼び寄せる」という波長の法則が作用するからです。

聖なる存在のエネルギーは「愛」「感謝」「安らぎ」などのプラスのエネルギーを発しています。

私たちの心が感謝の気持ちをもっているときには、同じプラスのエネルギーが発せられているため、波長の法則によって聖なる存在のプラスのエネルギーを受け取ることが可能になるのです。
また、治療をする側の方も受ける側の方も感謝の気持ちで臨んだときには、聖なる存在や自分のフォース（真我）とつながれる良い機会にもなります。

もちろん、これまでそのような体験をしていない方は、本当に聖なる存在やフォース（真我）なんかあるのか、と思うことでしょう。でも、実際に治療を受けた後、安らぎを感じたり、楽になったりして、今までいろいろな病院に行っても治らなかった病が治ってしまったことを体験している方は数多くいます。

いろいろな治療をしても効きめがなく、お手上げ状態のときにこそ必死で純粋に頼りたい気持ちになるので、良い結果が得られるのです。

【2】自分の思いが細胞に刻印される

●細胞の生まれ変わり

私たち人間の体は六十兆個の細胞でできています。

慢性的な病や持病をもってしまうと、自分はどうしようもないとか、こういう星の下に生まれたとの思いが強くなり、あきらめの気持ちが心をしめてしまうと、治そうという前向きの気持ちがなくなってしまいます。

自分の体が弱いのは体質だとか、環境や親のせいにして、自分の中に体を癒す力があることに、なかなか気づかない人が多いようです。かつての私かそうだったので、よく理解できます。

しかし、私たちの体では一秒間に五十万個の細胞が入れ替わっているのです。毎瞬毎瞬入れ替わっているのですから、いま病んでいる細胞がずっと病んだままでいる理由ありません。

皮膚はだいたい二十八日間で生まれ変わると言われています。肝臓は四ヵ月、他の臓もだいたい三、四ヵ月だそうです。そして、三年十ヵ月で体のほぼすべての細胞は生まれ変わり、骨までも含めると、約七年と言われています。

ですから、ガンが本当に再発しないかどうか、だいたい七年が目安と言われています。七年再発しないと大丈夫だろう、と言われている理由がここにあるのです。したがって、三年が最初の目安にはなるのです。このように正常な細胞代謝がおこなわれれば、現在、病んでいる細胞も健康な細胞に生まれ変わることができるのです。

●細胞に命令しているのはあなた自身です

それならなぜ、毎回、新しい細胞に生まれ変わるのに、ずっと同じところが悪いのでしょうか？

それは自分の意識が決めたとおりの現実をつくっているからです。

体の指揮者は私たちの意識なのです。

自分か無意識のうちに毎瞬毎瞬、細胞に命令しているのです。

つまり、自分は病弱だとか、自分はどこどこが悪いとか、治るはずがないなど、あきらめの気持ちやマイナス的な思いを常にもっていると、そのとおりの細胞分裂がおこなわれてしまいます。

真の健康や癒しを望むのであれば、心と体の関係を学ぶことがとても大切なのです。

では、いま具合が悪いときに、私たちは病気とどのように向き合えばいいのでしょうか？

文明社会の中で生活している多くの方は、病気になったらお医者さんや治療の専門家に治してもらうのが普通だと考えています。その結果、本来もっている癒しの力を引き出そうと思ってこなかっただけなのです。しかし私たちの体の中には自然治癒力がありますので、私たちの体への向き合い方次第で、より早く健康を取り戻すことが可能なのです。

病弱な人がこの話を聞いて、自分は完全な健康体に百八十度変わるんだ、と細胞に言いきかせてみても、自分が信じていないかぎり信念をもって細胞に健康のイメージを伝えることはできません。健康になった自分の姿のビジョンを描き続けることはできないでしょう。

そのようなときは、自分の患部の細胞に、「日に日に健康になる」とか、「日に日によくなる」と言ってきかせるのです。体の患部がよくなった姿や、自分が健康美に輝いている具体的なイメージをもつようにします。

薬を飲まなければだめだ、とか、お医者さんのところに行かなければ治るはずはない、などの思い込みを捨てることです。病院が増えれば増えるほど、文明が進めば進むほど、病人が増えているのも事実です。

私は病院というのは診断を正しくしていただき、自分でできる努力をした上で、手術が必要であればしていただき、使ったほうが良い薬があれば使うことで、最善の治療ができると思っています。現在の病院の検査の技術は素晴らしいものですし、もちろん手術を必要とする病も多くあるでしょう。病院の力が必要になってくることは当然あります。

ただ、自分は何もせずにすべてお医者さん任せでやっていくと、正しい診断をしてもらえないようなお医者さんに当たったら、命を縮めてしまうことにもなりかねません。

自分の体は自分が指揮者なのですから、体質からくる慢性病や、お医者さんに診てもらってもなかなかよくならない病については、まず自分でできることをして、その後で、いま必要な治療法を探すことです。針がいいのか、整体がいいのか、漢方薬がいいのか、さらにどの分野のお医者さんに診てもらえばいいのかを考えるのです。そうすればいいお医者さんや自分が必要とする治療家にも出会えると思います。

●健康な体をイメージする

現代医学のお医者さんの中には神の手をもって手術をする、と言われる素晴らしい方が何人もいます。そういうお医者さんは、天上界の聖なる存在（天上界のヒーラー）とつながっています。そうでなければ、神業としか考えられないような数多くの手術を実現することはできないでしょう。

テレビのドキュメンタリー番組で見たことがありますが、心臓の名医とか、その他、神業的な手術をされるお医者さんたちのお話を聞くと、その名医の方には温かい心があり、患者さんが治ることを祈りながら、治った姿を強くイメージしているようでした。

成功するにも、体を癒すにも、「イメージする」ということが大切なのです。

まだ瞑想や呼吸法を経験されたことがない方がいらっしゃるかもしれませんが、イメージをより明確にするためにも、正しい治療と並行して呼吸法や瞑想をおこなうことをおすすめします。

イメージがなかなかできない人は、瞑想や呼吸法を実践することでイメージすることができるようになっていくでしょう。まずは、自分の好きな分野から始めて、徐々に統合していくといいでしょう。まずは、健康な体をイメージし、そして、自分は絶対によくなるという信念をもてるように、自分を日々高めていくことです。

●美肌を手に入れる秘訣

前述で皮膚は二十八日間で生まれ変わる、ということをお伝えしましたが、肌というものは年をとったら悪くなっていく、と多くの方が思い込んでいます。年とともに、どんどんしわやシミができるし、肌が荒れると、そのように思い込んでいるのです。だからこそ、そのとおりの細胞分裂が起きているとも考えられます。肌をきれいにしたいと望むのであれば、日に日に肌がよくなって若返っていく、とイメージする必要があるのです。


私は昔、肝臓、腎臓が悪かったので、顔はシミだらけでした。でも、肌がきれいになるということをイメージし続けたところ、シミが全部とれたのです。

せっかくですので、ここで縁のあった読者の方々に、その証明者になってほしいと思います。

これ以上、年をとりたくないと願うのであれば、またいつまでも若くいたいと思うのであれば、自分が何歳の状態になりたいのか、何歳の肉体を維持したいのかを今からでも決めることです。

とはいっても、子供に戻ってしまってはまずいので、自分にとっていちばん魅力のある年代はいくつかと考え、自分の好きな年代を決めてください。それに向かって日々、その年齢のときの感動や情熱をもつように心がけるのです。次第に変化が現れてくるでしょう。

日常の生活がすべて新しい方向にシフトしていくことで、今までは平気で間食をしたり、変なものを食べていたのが、「私は何歳の若々しい肉体になるのだから、こんなものを食べている場合じゃない」となります。

さらに、そのためには「呼吸法も毎日しよう」「ストレスもためている場合ではない」となり、日常の行動が前向きになっていくことを体験できるでしょう。

いま現在、若いと感じられる方は幸せです。そこから年をとらないように心がければいいのですから。しかし、お年を召された方にも希望があります。もしその方がどんどん若返ったら、多くの年配者の希望の光となります。そして多くの人がその人の話を聞きたがることでしょう。

皮膚は二十八日間で生まれ変わるのですから、若くいたい年齢のイメージをしっかりもてば、一ヵ月後には何らかの変化を体験できるはずです。そしてシミなども減ったり、消えていったりすることでしょう。

【3】体を癒す免疫力

●免疫力の低下は深刻な問題

病気になってしまったり、体が癒されない原因の一つに、免疫力の低下があります。心身が癒されるためには、免疫力はとても大切です。

薬を飲むことが中心となる西洋医学以外の治療を取り入れているお医者さんたちもたくさんテレビに登場しており、生命が本来もっている「自然治癒力」を癒しの原点におく総合的なホリスティック医療をめざす人が増えてきています。そして、そのホリスティック医療の分野においては、近年、現代文明の世界に住んでいる人々の免疫力がとても低下していると言われています。しかし、免疫力の低下を改善するための方法はたくさんあり、素人でも薬を使わずに改善することは可能なのです。

●体の大敵「冷え」

免疫力低下のいちばん大きな原因は「冷え」です。

いま日本人の約七割が冷え性だと言われております。戦後、日本人がまだ元気だった頃には、平均体温は三十七度近くあったそうです。それが現代では三十五度台の人が増えています。

特に若い女性に低体温の方が多く、その影響で婦人科系の病気になる人が増えているとも考えられています。真冬でも足を出してミニスカートをはき、肌の露出の多い格好をしていて、冷えないはずがありません。そのような生活習慣を続けることで、体が冷える体質になっていき、基礎体温がどんどん下がっていくのです。

体温が一度下がると、免疫力は三十七パーセントくらいまで落ちると言われています。病気を引き起こすウイルスや風邪の菌などはどこにでも存在しており、免疫力の低い人がそうしたものによって病気になってしまうのです。ウイルスなどから身を守るには、免疫力を高めることが大事になってきます。

●ガン細胞が消えていく

最近、ガンで亡くなる方がたくさんいらっしゃいますが、ガンは他人に感染する病気ではないのですが、ガンが進行するかしないかは免疫力にかかっています。

末期ガンで余命宣告をされた方の中にも、完治している人はけっこういるようです。しかし、その一方で確実に亡くなる方もいらっしゃいます。その差はいったい何なのか、ということを多くの方が研究しており、さまざまなところでデータが出されています。

それらのデータによりますと、末期ガンと診断されても治る人の場合は、免疫力が急に上がっていることがわかっています。免疫力が上がると、ガンはそれ以上進行せず、逆にどんどん退縮していくようです。

もともと人間は体の中にガン細胞をもっており、もっていない人はいない、と言われています。ですから、あとはそれが発症するか、しないかだけです。

そこで重要になってくるのが免疫力なのです。免疫力が落ちれば、ガンが発症してしまうのです。

では、末期ガンの人の免疫力がなぜ急によくなったのかということですが、いちばん大きな理由は「気持ちを切り替えた」ということです。

人間は死を覚悟したとき、もうダメだ、私は死ぬんだと思い、死にたくないと思いながらも、そのまま死んでいく人と、これが最後だと考え、死を覚悟し、事実を受け入れ、それならば、これまでお世話になった人たちに感謝しようとか、残りの時間で自分ができることを精一杯していこうとか、前向きになっていく人と二つのパターンに分かれます。

本当に前向きになった方の中には、ガンを克服した例がたくさんあるのです。

●末期ガン患者の山登り

ある末期ガンの五十代の男性が余命何カ月月という状態でありながら、なかなか普通の人でも登れないような海外の山に登り、結果的にガンを克服した、という実話をテレビのドキュメンタリーで見ました。

その方の場合、死を覚悟したがゆえに、生きているうちに何としても、長年目標にしていた海外のかなり高くて難しい山を登る、と決意しました。奥様も最後なのだから好きにさせてあげようと協力的でした。私たちが強い信念にも似た決意をしたときには、体のほうも変わっていくのです。「絶対にこの山を登る」と決意した途端に、体は山を登れるような体制に状態をもっていかなければなりません。自分の意思・意図するものが明確になれば強いのです。ガンに意識の焦点を合わせるのではなく、その山に登って頂上で達成感に溢れている自分をイメージすると、体が生理的に登るための準備を始めるのです。

この方の場合も、「生きているうちにこの山を登るんだ」と決意した日から、山に登ることだけに全神経を集中し、そのためのトレーニングが始まりました。そして自分はいまできる最善を尽くしてあとは天に任せようと思った、ということでした。

トレーニングをしたり、食事も体に良いものをとるなどして、気をつけて日々の生活を送るうちに、気持ちが前向きになってきます。すると、免疫力がどんどん上がり、ガンの進行は止まり、山登りができるような体になっていくのです。

この方はそのきびしい山の登頂に成功し、戻ってからその後、五年たっても元気で、ガンはいつのまにか治っていた、と話されていました。とくに山登りは効果があるようで、末期ガン患者のための山登りを支援する会もあるくらいです。

みなさんの中にも、いまガンで危険な状態の方がいらっしゃるかもしれません。そのような場合は、こうした会に入ることも一つの選択肢ではないでしょうか。

一人で落ち込んでしまうよりも、このような会に顔を出したり、治った人の体験談を聞いたりすると、勇気が湧いてくると思います。

●フォース（真我）の応援を得るためには

私たちをとりまく環境も体も、心の影響を常に受けています。

「もう歳だ」と思うと、老化が早く進んでしまいます。「若くいたい」と思うのであれば、「日に日に若くなる」と思うことです。そうすると、少しでも若くいるためには何をしたらいいかが見えてくるでしょう。

この考え方が理想・希望の実現には重要なことなのです。

「いま体を癒したい、治したい」と思う方は、「この病を治そう」と考えるだけでなく、自分が健康な体になった姿をしっかりとイメージすることで、早期実現につながっていくのです。

健康体をイメージするだけでなく、「自分は健康になっていったい何をしたいのか」というところまで具体的にすることです。

ただ「健康になりたい」というだけでは動機が弱くて、健康になったイメージの持続が難しいからです。ですから、「自分は絶対健康になって、○○をする」という明確な目標を立てることが大切なのです。

当然、健康になることはもとより、その他の理想や希望の実現を手助けしてくれるのは、みなさんの「フォース（真我）」です。実務レベルですぐ可能と思われるような願いは別として、人の協力やお金を必要とする問題、または不治と思われるような病の回復など、今まで実現が難しいと思われていたような願い事は、フォース（真我）の応援がなければ実現は難しいのです。

それでは、フォース（真我）の応援を得るためには、どのようにすればいいのでしょうか。

それは、みなさんがこうなりたいという理想や希望をもち、それをイメージすることです。女性ならば、健康美に輝いた、若々しい、光り輝くような自分になる、ということをイメージするといいでしょう。それと同時に、健康になって何をしたいのかを考えます。そこが大事です。ただただ健康で、若くなって、ボーイフレンドをたくさん作って遊びたいとか、男性であれば女性をいっぱい囲いたい、などということが目標であれば、フォース（真我）は応援してくれないでしょう。また競輪・競馬などに精を出したり、ラスベガスへ行ってギャンブルをしたいので健康になりたい、などということでは、当然、フォース（真我）は応援してくれないでしょう。

私たちがフォース（真我）の応援を得るためには、人を喜ばせることや、感謝の気持ちを報恩のかたちで表すためにお返しをする、など人の役に立つことを目標にすることです。

そして、「その目標を実現するために、自分も努力をしていきますので、どうかフォース（真我）さんも私が健康になることに協力してください」とお願いします、というようなフォース（真我）へのお願いであれば、フォース（真我）に対して説得力があるので、協力が得られるでしょう。

ただ「健康になりたい」というだけでは、なかなか応援が得られないのです。

聖なる存在やフォース（真我）は、親心をもった存在と考えてください。たとえば、自分の子供が「どうしてもこれだけのお金がほしいのでください」と親に頼んだとします。そのとき親から見て、子供がお金をほしがる理由が、学習参考書や心の成長に役立つ本を買うというようなことであれば、親はその願いを聞いてくれるでしょう。

それとは逆に、そのお金が、体を害するような甘い食べ物を買うためや、その子の成長に役立たないようなことに使うものであったなら、親はお金を与えないでしょう。

この例のように、聖なる存在やフォース（真我）も、私たちの成長に役立つことを目標にしているときには、応援をしてくれます。私のところにも「私は健康になりたいとずっと祈っているのに、ちっとも健康にならないんです」と相談に来る方がいらっしゃいますが、大事なことは、「健康になってどうするの？」ということを、明確にすることです。

聖なる存在も、あの世での仕事があって忙しいですし、フォース（真我）もその人のためにならないことを応援しても意味がないので、そのようなときにはただ見守っているだけで、応援はしないのです。健康になって毎日一升酒を飲みたいという人を応援しても意味がありません。なぜなら、健康であるがゆえに大酒を飲んで、そのために体を壊している人はたくさんいるからです。

ただ健康になればいい、というものではありません。何のために自分は健康になるのか、そこがとても大切なのです。

「私は健康になったら、こういうことをしたいんだ」と目標を紙に書いて、いま自分ができることからおこなっていくことです。

●ガンを克服した寺山心一郎さん

私の知人に寺山心一郎さんという経営コンサルタントの方がおります。彼は以前、肺ガンと腎臓ガンになり、そのため腎臓を一つ摘出して余命二、三ヵ月と言われ、病院ではさじを投げられ、自宅に帰ることを許可されました。

余命宣告を受けた彼は、「残りの人生の日々をすべてのことに感謝して死んでいこう」と決めたそうです。退院するまでの間は毎日、病院の屋上に行って朝日を浴びながら、今まで働いてくれた自分の肉体に対して感謝し、さらに、いろいろな人々に対しても感謝をしていったとのことです。

そのようなときに、お見舞いに来てくれた彼の知人が、食事の大切さを教えてくれたそうです。そのことがきっかけになり、自宅に戻ってからは無農薬の野菜中心の食生活に切り替えたり、体に良いことを次から次へとするようになりました。

すると、みるみる健康になり、ガンが完治してしまったそうです。

また、それだけでなく、ガンになってから二十年以上たった今では、肌はつやつやで、「本当にガンだったの？」と思ってしまうくらい健康になっています。そしてガンで悩んでいる人たちを対象にして、世界中で講演をしています。

現在、寺山心一郎さんは病気をきっかけとして、ガンの人たちを勇気づけるという使命を果たしているのです。健康な人が、いまガンで苦しんでいる人に「大丈夫ですよ」と、どんなにいったところで励みにはならないでしょう。ガン患者の方の気持ちは健康な人にはわからないからです。

アトピーの人が、アトピーを一度も体験していない人から、「あなたのアトピーなんて、大したことはないですよ」などと言われたら、きっと怒りだすでしょう。でも、実際にアトピーを体験し治した人の言葉であれば説得力があるのです。ですから、もしご自分に何らかの病気があるとしたら、それにも何か意味があり、そこに一つの使命があるのかもしれません。

どんなに不運と思われるときでも、それをマイナスに捉えるのではなく、正面からその問題に取り組み、それを克服したときに、その学びが同じような苦しみをもっている人の役に立つことができるのだ、と考えることをおすすめします。

私も病気の問屋状態だったからこそ、いま、こうして悩んでいる人や病に苦しんでいる人に対して、自信をもってその解消法をお伝えできるのです。

●プラス思考で免疫力アップ

ガンの方の例でもわかるように、マイナスの感情を引きずることで、免疫力はどんどん低下します。それは医学関係の学会でもすでに発表されています。

学会での研究によると、「絶対によくなりたい」とか、「必ず治る」と信じられる人は、免疫力がどんどん上がっていくとのことです。

逆に、「もう自分はダメだ」とか、「治るのは無理だ」と思う人の免疫力は、どんどん下がっていくということは、すでにわかっている事実です。

そして自分の病気を受け入れることも必要です。ガンなのに「いや、そんなはずはない」と受け入れを拒否すれば、正しい対処ができなくなります。

病気を受け入れることと、苦しんだり悩んだりすることは別なのです。

まずは事実を受け入れることです。それから「ああ、いま、自分の体はこの大変な病気にかかっている。では、これからどうすればいいのか」と気持ちを切り替えるのです。健康になりたいと思うなら、健康になると決め、そのためにするべきことをしていくだけなのです。

するべきこととは、まずは自分の病の根本原因を考えることです。

つまり、過労、食事の問題、喫煙、運動不足、ストレスをかかえていないか、心に引っかかりやわだかまりがないか、呼吸が浅くないか、冷えがないかなど、あらゆる角度から原因を考えていきます。原因がわかったら、いま自分で克服できる生活の悪習慣を改めていきます。

その上で、聖なる存在の応援やフォース（真我）の応援をいただけるようにお祈りをします。するど、あとは自分でできることを実践していったときに、その人にとっていちばん良い方向に導かれることでしょう。逆に、病気のことをいつまでも悔やみ悩んでも時間を浪費するだけで、ますます苦しい方向に向かうだけです。

私たちにふりかかってくる不運や病気は、私たちがその事実をどう捉えるかで、苦しむか、苦しまないかが決まります。私たちの幸・不幸というものは、ものごとの捉え方で左右されるものなのだということです。

その事実を判断せずにそのまま受けとめ、「自分の目の前に起こることで越えられないことはない」という心の法則を思い出し、その問題の対処法を考え、いま自分ができることに最善を尽くすのです。そのような対処法を実践していくと、驚くほど免疫力が上がり、病気も良い方向に向かっていくことでしょう。

とにかく免疫力を上げるためには、基礎体温を上げ、リンパを活性化させることと、マイナスの感情を引きずらない、ということです。ぜひ、それを活かせるような生活をすることで、健康で幸せな人生を歩んでほしいと思います。

【4】イメージの力で若返りスリムになる

●イメージしながらアンチエイジング

前述していますが、私たちの体は約六十兆個の細胞でできていて、一秒間で五十万個もの細胞が入れ替わっています。つまり、今日の細胞は昨日の細胞とは別物ということです。

では、なぜ細胞が毎瞬毎瞬、入れ替わっているのに体の不調をもち続けてしまうのかというと、それは私たちの意識がそうさせているからです。

私たちの思い描いたイメージがすべて細胞に記憶され、そのとおりに再生されているのです。

ですから、本当に健康になりたいと思ったなら、しっかりと、自分が健康になった良いイメージをもつようにすることが大切です。そして、良いイメージをもてるようになるためには、呼吸法や瞑想がとても効果的なのです。

私たちの人生は、ほとんどの方が無意識にコントロールされたままで生活をしています。そのため長い間、不調が続いたりすると、もう自分はダメなんだとますます悪い方向へ意識が傾いてしまうのです。

最近、アンチエイジングが注目されており、世界各地でいろいろな実験がされています。たとえば、「いつまでも若々しい人と、早く老け込む人とではいったい何が違うのか」というテーマで、六十歳以上の方たちを対象とした調査がおこなわれました。

二つのグループを作り、片方は今までどおりの生活を普通にしてもらいました。

もう片方のグループには、若かったときの写真を引っ張り出して、自分はいま二十代だ、三十代だとイメージしながら、実際の年齢はいったん忘れ、若かった頃のように振る舞い、趣味を楽しむなどして、自分が決めた年齢を体験していただきました。

そして、それぞれの細胞の代謝や血圧などをすべて調べ、数カ月間のデータをとりました。すると、「自分は若い」とイメージした人たちの体が変わっていったのです。

自分が自分の体をどう捉えるか、どう決めるかで細胞が若返る、ということが、実験によって証明されたのです。

現在の年齢とは関係なく、「自分は若い体なんだ」と感じ、振る舞い、また「私は日に日に若くなっていく」と決めたことで、細胞が若返ったということです。

●体には若返りの能力がある

意識には顕在意識と潜在意識があり、その潜在意識の一部に無意識という層があります。

そこには、自分が生まれてから今日までに思ったり、感じたりしたことがすべて記録されています。それ以外にも、親の教育や思想、習慣、先祖代々の家訓のようなものから土地の風習、社会の通例など、そうした条件づけや思いを誰でも受けているのです。

通常、ほとんどの方は「年をとったら老化する」と思っています。みなさんもそのエネルギーを無意識に受けています。ですから、自分自身がよほど一念発起でもしないかぎり、それを逆行することはできません。

他の人と一緒になって、「もう歳だわね」と言ってみたり、ひざが痛いとか、どこが痛いとか、嫁姑の愚痴をこぼしてみたり、四六時中人のうわさ話をして、マイナス的な考え方や思い方が習慣化しているようでは、当然ながら老けてしまいます。

ですから、世間がどう言っても、「私は日々、若くなっていく」と心に決め、健康美に輝いているビジョンをもち続けることが肝心です。

ところが病気であったり、体が不調のときには、そのことにとらわれて本当に大丈夫だろうか、もっと悪くなるんじゃないか、とそういう思いのほうが強くなりがちです。

私たちの心は放っておくと、無意識にコントロールされたままで日々を過ごすことになるために、マイナス的な思いに引っぱられてしまうのです。その無意識のコントロールから脱却するために、瞑想や呼吸法が必要なのです。

私たちは誰でも、若返る能力をもっているのです。まわりの人のように年をとって、腰が曲がって、ひざが痛くなって、太って……と、そのようなイメージがあれば、それは毎瞬毎瞬、細胞に記憶されていくために、その通りになってしまいます。

逆に「私は日に日に若くなっていく」と思えば、その思いやイメージが細胞に記憶され、そのように細胞が再生されていくために、老化を少しでも遅らせることができるのです。

もし現在、病気のある方は、自分にとっていちばん体調がよかったときのことを、幼い頃から病弱であれば、健康美に輝いているアスリートなどの写真を切り取り、それに自分の顔写真を貼り付けるなどして、「自分は日に日に健康になっていく」と決め、しっかりと健康体をイメージします。

私は長い間、病弱だったので、病弱な自分のイメージから抜け出すのがとても大変でした。「本当に治るのだろうか」とか、「無理なんじゃないか」というように、どうしてもマイナス的な方向に意識が向いてしまうのです。

しかし、細胞というのは毎瞬生まれ変わっているので、私は健康になれるという信念をもつことができれば、いつからでも健康のイメージを毎瞬、細胞にインプットすることになります。すると、そのイメージの力を受けて、細胞を再生するときに健康になっていく方向へと細胞代謝が変わり始めるのです。

そんなふうに言われても、すぐには信じられないかもしれません。

それを信じられるようになるためには、フォース（真我）の存在を体感することが必要なのです。

フォース（真我）の存在やフォース（真我）の思い、そのエネルギーを感じられなければ、健康になった姿や若くなる自分の姿などのプラスのイメージを信じることができません。

なぜなら、私たちは、生まれてから今日まで生きてきた表面意識の自分、失敗体験のほうが多い自分しか、自分と思っていないので、「できない自分」や「自信のない自分」しか信じることができず、若くなったり、健康になったりすることなど、とても無理だ、となってしまうからなのです。ところが、フォース（真我）の存在を感じ始めると、英智を秘めたフォース（真我）が応援してくれるなら可能性はあるのだ、と思えるようになるのです。

また、魂やフォース（真我）のエネルギー、霊的なものは年をとることがありません。お年を召した方はわかると思いますが、いくつになっても気持ちは若い頃と変わっていないのではないでしょうか？

●ヨン様ブーム

ずいぶん前になってしまいましたが、ヨン様ブームと言われる現象がありました。年齢を重ねた女性たちの多くがヨン様に夢中になっていました。テレビのインタビューに応じていた五十代のあるファンの方は、部屋中がヨン様の写真だらけでした。

しかしご主人は、「でもね、ヨン様に夢中になってから妻はとても元気になったんですよ。だからいいんじゃないですか。家事やその他のやることをやってくれているから」とおっしゃっていました。その女性は韓国語を勉強したり、料理の勉強をしたり、若い頃の恋愛感情をもう一度よみがえらせているのです。

ということは、気持ちはいくつになっても同じということです。肉体は年をとって現実に恋愛をすることが無理になっても、心の中でだけでも恋愛はできるのです。それは決して悪いことではないと思います。それによって若返って、おしゃれを意識したり向上意欲が生まれて、生き生きと生活できるのならいいのではないでしょうか。

すでに三十代となっていたその主婦の子供たちはあきれていましたが、「前よりずっと元気になって、今まで外に出なかったのに、よく外に出るようになったし、いいんじゃないですか」と言っていました。良い方向に変わっているから、家族は誰も反対していないのです。

肉体は物理作用を受けているので、放っておけばどんどん老化が進んでしまいます。しかし人間には想像能力があります。他の動物や植物は想像する能力を与えられていないので、逆行することはできませんが、人間だけは想像し、自分で現実をどうにでもつくり上げることができるのです。体も人生も私たちがどう思い、どう捉えるかで、その方の人生が決まるのです。

最近、チベット体操がとても注目を浴びています。この体操は、若返りの体操と言われています。これは、チャクラやホルモンを活性化させることで若返るというものです。この、チャクラを活性化するところにも秘密があります。

昔からヨーガの中には、チャクラを開発する瞑想があります。チャクラが開発されるとホルモン分泌が盛んになっていき、若返りへとつながると言われています。アメリカではいま、アンチエイジングの研究が盛んになり、チャクラやその他、若返るための方法を実例を追って研究しています。

●二十八歳のままで過ごした女性

以前、ニュースでも取り上げられましたが、ヨルダンの二十八歳の主婦が、「自分は絶対に二十八歳からは年をとらず、ずっと若くいるのだ」と決意し、それを証明したいと考えました。毎朝起きたら寝床の中で目を閉じて、「私は二十八歳」と若々しい自分をイメージしてから起きるのだそうです。

家族にも「お母さんは二十八歳。これからいくつになっても、誰に聞かれても二十八歳と言いなさい」と伝え、そのようにして、ご主人など、まわりの方にも二十八歳だと信じてもらえるような努力をしたそうです。そのような生活を三十年間続け、その後、実際の写真を公表しました。

実年齢は六十歳近いのに、本当に若々しい姿でした。

彼女がどのようにして若返ったのか、その方法についてはテレビでは取り上げられていませんでしたが、おそらく彼女は瞑想をしていたのではないかと思います。それによって、しっかりと若い自分の姿のイメージをもつことができたのだと思います。

昔からヨーガの世界では、ほとんど年をとらずに生きたというような人が何人もいると言われています。おそらく、そういう人たちは瞑想やイメージを駆使していたのだろうと思います。

こうした話を聞き、人間の体には素晴らしい可能性があるのだと知るだけでも、病気や若さに対して、とても希望がもてるようになるのではないでしょうか。ですから、病気を治したいという方は、まず第一に、自分の健康体のイメージをもち続けることです。

「自分は弱い」「病気だ」「年だ」といった無意識にある否定的な感情に心が支配されないためには、朝起きてから一日に何回でも、自分のこうありたいと思うプラスのイメージを繰り返して、新しいプラスのイメージを潜在意識に送り続けます。

その結果、潜在意識の明確な思いに体の細胞は反応し始め、フォース（真我）も良い結果が出るように応援してくれるでしょう。

私たちが希望の実現を願うときは、イメージをもち続けると同時に、フォース（真我）にお願いすることも大切です。「求めよ、さらば与えられん。尋ねよ、さらば見出さん。門を叩け、さらば開かれん」という言葉が聖書に書かれているように、あきらめずにお願いしていくと、いつかちょうどいい時期に、私たちの願いが叶えられていくのです。

●我慢するからダイエットは続かない

私白身は、十九歳のときにヨーガと出会い、ヨーガの道場の合宿に入ったときには、ただひたすら「健康になりたい」と、それだけを願っていました。一週間、毎日、瞑想の中で健康な自分をイメージし、潜在意識に働きかけました。

すると、道場を出て家へ戻ったときから、我慢をせずとも、あれほど好きだった肉がこの世でいちばん体に合わないものになっており、体が拒絶するようになりました。腎臓の悪い私にとって、私の体には、肉は負担のかかる食べ物であり、本当は合わない食物だったことがわかりました。

私は食べ物に良い悪いはないと考えていますが、自分の体に合ったものを適度な量で食べることは大切です。たとえば、腎臓の弱い人が肉を食べれば、十分に毒素を分解できず負担となります。栄養だけではなく、体にとって負担になるか、ならないかも考えなければなりません。

私は我慢して好きな食べ物を断ったわけでもなく、自然と味覚に変化が出てきて、自分の体に合わない物が食べられなくなり、私の体に必要な食べ物が好物となっていったのです。その結果、私の体はよみがえっていきました。ですから、これがいけない、あれがいけない、と頭で考えていては、食べ物がストレスになってしまい、長く続けられません。

現代では、「メタボリックシンドローム（メタボ）」が問題になっています。アメリカではメタボの方は健康保険が高くなるのだそうです。ペナルティが課せられて、大変なことになっています。日本ではメタボは個人の問題だと捉えられていますが、アメリカの場合は社会全体で問題になっています。メタボ対策の取り組み方も、食事制限であれを食べてはならない、これを食べてはいけないと言われ、食べたい物を我慢することになるのでストレスになってしまい、成果が得られず堂々巡りになるのです。

メタボの方が我慢せずに、好きな物を食べて痩せるには、瞑想をすることが早道と思います。フォース（真我）の存在を知り、そして瞑想やイメージを使うことで驚くほどの成果が得られるでしょう。あれこれ考える前に、自分は体重が何キロになりたいのか、まずそれを決めることです。その次にウェストが何センチ、バストが何センチ、ヒップが何センチ、と具体的に決め、健康美に輝いて痩せた自分をイメーズして、それを潜在意識に刻んでいきます。

痩せて健康になった自分のイメージを持ち続けると、次第に太るような食べ物が食べられなくなっていきます。我慢や意思の力などは長続きはしません。

呼吸法や瞑想の力を使うことで、食べ物の好みが、痩せて健康になるものが好きになるようにと自然に変化するので、ストレスもなく痩せることができるのです。

●ストレスから解放され八キロ痩せた主婦

私のところにも、断食などいろいろなダイエットを試したけど、必ずリバウンドしてしまったという方がよく来られます。太る人はストレスによって過食になっていることが多いので、そのストレスも並行して取り除いていかなければ、リバウンドの繰り返しになるのは当然です。

あるとき、医師から「八キロは急いで痩せないと心臓にダメージがくる」と言われた女性の方に、昨日、一昨日に思ったことを全部書き出すようにお願いしました。

「あなたは日頃からマイナス的なことを思っていますね」といっても、その方は、「いいえ、思っていません」と頑張るので、「歩いているとき、ボーッとしているときに何を思っていますか。書いてみてください」と伝えたところ、ものすごく否定の思いが書き出されたのです。「自分はだめだ。痩せっこないんだ」とか、周囲の方への愚痴などもいろいろ出てきました。

その後、彼女は私がおこなっている「フォース（真我実現）セミナー」を受講し、それからは意識して自分の思うことをプラスに受けとめられるようになり、何に対しても「ありがたい」と思えるようになり、日常での心の持ち方や捉え方が変わっていきました。それと並行して、健康美に輝く、ほっそりした自分のイメージを潜在意識に送っていきました。

彼女は、医師からこのままでは心臓がもたない、と言われていましたので真剣でした。専業主婦だったので、ご主人を送り出してから掃除をしたり、お茶わんを洗ったりします。そのときに、当時、彼女が何を思っていたかを調べていただいたところ、「何で私が毎日毎日、家でこんなことをしてなきゃいけないの」と、いつも不満をいだきながら家事をこなしていたことがわかりました。その結果、掃除が終わるとストレスがたまり、一気にお菓子やお饅頭を五つぐらい食べてしまったそうです。ストレス解消のためにお菓子ばかり食べていたのです。

それで、家事をするときの思い方を変えていただきました。お茶わんを洗うときに、「このお茶わんを洗うことで自分の心がきれいになっていく」「掃除をすることで子供やご主人が帰ったときに、気持ちよく家に入ってもらえる」「私は役に立っている」などと思いながら家事をすることを提案しました。

彼女はそれをすぐに実行に移し、家事をしている間、楽しいこと、プラスのことを思う練習をしました。すると、彼女に変化が起こり始めたのです。今まで大嫌いだった家事が楽しくなって、毎日の生活が前向きに変わっていった結果、四ヵ月で八キロ痩せました。呼吸法も毎日、百呼吸が続けられました。

今まではどこに行くにもタクシーを使い、運動どころか歩くこともしないで、家でゴロゴロしていた方が、レオタードを着て、ジャズダンスまでするようになったのです。また、車やタクシーを使うのも全部やめて、歩いたり自転車を使うようになったのです。

太ってしまうのには、それなりの原因があるのです。それなのに、単純に食べ物の制限から入ってしまうので、なかなか成果が出ないのです。実際には、そこまでしなくても、毎回ヒップを締めながらおこなう、私の提唱している瞑想呼吸法を真剣に一日百回おこなえば、三ヵ月で七キロくらいは痩せられます。

これからの社会、たくさんの方が呼吸法や瞑想を学び、ヒーリングの能力を開発していくことで、多くの方の手助けができる機会があるのではないかと思います。私自身もそうでしたが、誰でも各人の潜在意識からの応援が得られれば、体も心も良い方向に導かれ、私たちがイメージした望ましいことが現実に展開されるようになっていきます。

前述の通り、細胞は、皮膚なら約一ヵ月、肝臓は四ヵ月で入れ替わり、三年と十ヵ月ですべての細胞が入れ替わると言われています。それを目安に、イメージをしたり、体にとって良いことを積極的に取り入れていくといいと思います。

そうすることによって代謝がよくなり、若々しく健康な細胞が生まれてきます。いつまでも「自分はだめだ」「自分は病気だ」と思っていれば、そういう細胞がつくられつづけて、病気のイメージが細胞に刻印され続け、同じ状態が続くのです。

だからこそ、細胞との対話が大切なのです。私は今まで自分の不調の部位を治すときに、この方法を使ってきました。ほとんどの方が「内臓は勝手に働いている」と思っているようですが、私たちの体のどの細胞も固有の意識をもっています。腸は腸の意識、肝臓は肝臓の意識をもっています。

そのため、私は自分の体のそれらの意識と対話をしていくという細胞との対話や、患部に対する内観をおこないました。内観をしていくと、私たちの肉体細胞は愛に溢れているということがわかります。そのわけは、私たちの精神的なストレスなど、心で受けとめ切れないものを、体が犠牲になって受けとめてくれているのがわかるからです。

第2章

心の断捨離

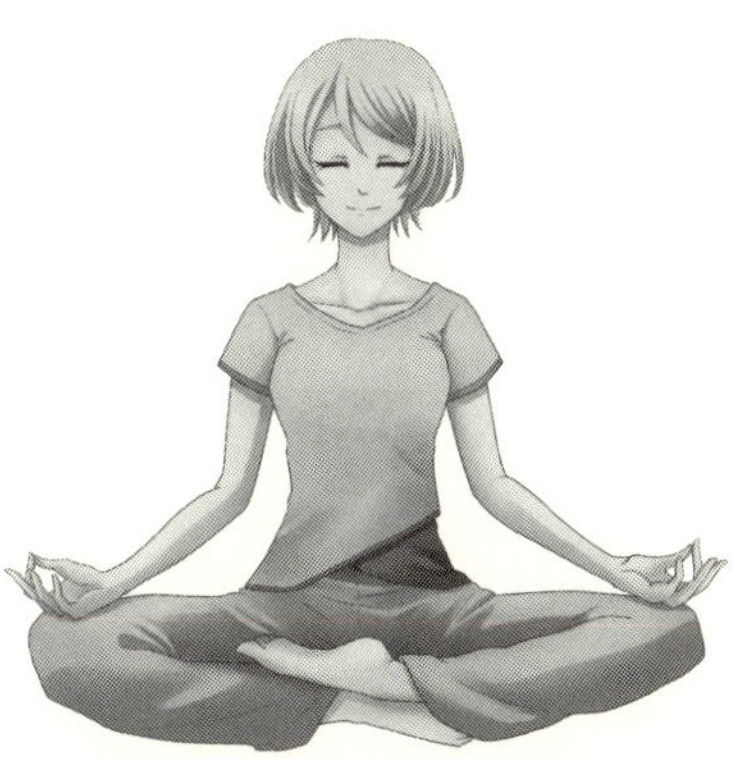

【1】心の持ち方で体も変わる

●すべては「原因・結果の法則」で成り立っている

人生に関わるすべての物事は、宇宙の根本法則「原因・結果の法則」で成り立っています。病気になったり、幸運がなかなか訪れない、人間関係のゴタゴタが続くなど、そうしたさまざまな出来事は、この法則によって左右されており、肉体もその法則から外れることはありません。いま何か体に不調があるのならば、「これは結果なのだ」と、まずその事実を認めることです。たとえば身心がものすごく疲れているならば、そのように疲れさせる原因がどこかにあったのです。目のさまざまなトラブル、腫瘍やガンがある、血圧が高い、アレルギー、胃腸の病気などのさまざまな病気がありますが、それらはすべて「結果」なのです。

私自身も病気の問屋状態だったときは、この「原因・結果の法則」というものを知らなかったため、いつ治るかわからない病をいくつもかかえ、毎日が本当につらかったことを覚えています。その上、病院では私に合う治療法もなく、薬も飲めないということで、八方塞がりだったのです。

しかし、あるヨーガの本を読んだときに、「宇宙の根本法則は原因・結果の法則」と「体には生きているかぎり自然治癒能力がある」というこの二つの言葉に出会い、私は目からウロコが落ちる思いがして、病気を治す方法のきっかけをつかんだのです。

今まで、自分の体は絶対治らないと思っていたのですが、体というのは「原因・結果の法則」で成り立っていて、今が「結果」なのだから、「原因」をしっかりと見て、それを取り除いていけば病気は治るのだと気づいたのです。

もちろん先天的な病気は別ですが、後天的につくった病気の多くが、この法則の作用を受けているといえるでしょう。つまり、生まれたときには健康体であったのに、後から病気になったということは、そこに何らかの原因が加わったということが考えられるでしょう。

しかし、なかには遺伝的な病で、生後、何年もたってから突然、現れるものもあります。どう考えても原因が見つからず、病院で診ていただいても原因がわからず、治し方がないような病のときは、あの世からこの世に出るときに、その病を通してその方が今生で学ぶべき何かがあるか、あるいは何らかの意味があってそのような設定をしたと考えられます。

●免疫T細胞のお仕事

人間の体には自然治癒能力があることは、よく知られています。

末期ガンの方のガンが突然、完全に消えてしまったり、不治の病と言われた人が完治したりする、そういう奇跡はたくさんあります。

どうしてこのような奇跡が起きるのかと言いますと、それは、その人の免疫T細胞が活性化したためです。ガンのような病気は、この免疫力を上げるT細胞が働くことで、その増殖を抑えることがわかっています。マイナス思考になっているときには免疫力は大きく下がりますが、プラス思考であるときには免疫力が上がるとも言われています。ガンの末期の人が死を覚悟して前向きに生きたことで完治した、という例は数多く見られます。

とにかく病気を治すには、自分の病気の根本原因を知る必要があります。ただ、やみくもにあっちの治療、こっちの治療と走り回ったところで、結局、もとの原因がおさえられていなければ、また必ず同じ状態に戻ってしまいます。

自分の病の根本原因を知って、その原因を取り除くことで免疫力は上がり、その結果、治癒能力が発揮され、普通は不治と言われるような病でさえも治ってしまう例はたくさんあるのです。

●ストレスはなぜ悪い？

まず病の原因を知るということが大切なのですが、病のいちばん大きな原因をにぎるカギは、「自分の意識が肉体をコントロールしている」ということです。

第1章でも述べたように、肉体の指揮者は私たちの意識です。その意識を司っているのが、私たちの心です。ですから病には、心が密接に関係しているのです。つまり、自身の持ち方が体にとても強く影響を及ぼしている」という事実を知っていただきたいのです。

とくに文明の発達した国で多く見られる成人病などの現代病のほとんどは、ストレスが関わっています。ストレスというのは感じ方、心の持ち方しだいでストレスになるか、ならないかが決まります。要するに、ストレスというのは、自分がそれをストレスと感じるか、感じないかだけの問題なのです。

では、ストレスはどうして体によくないのでしょうか?

動物実験における結果からも明らかなように、動物にストレスを与えると、老化が早まります。これはすでにたくさんのデータが出ています。それから、戦場最前線の兵士や戦いの真っ只中にいる兵士たちの多くが、恐怖などからくるストレスにより神経症になっています。ストレスが体の処理機能を超えてしまうと、人間は耐え切れなくなり、常に恐怖にさらされることになります。

●ストレスを受けると体の中では変化が起きる

じつは、脳が脅威を認識したり、異常なストレスを感じたときには、体の中ではある変化が起きています。私たちの体には、腎臓の上に二つの副腎という臓器がありますが、その副腎から、自分の体を守り対抗するためのアドレナリンが一気に出てくるのです。瞬時ならいいのですが、現代人のように慢性的にストレスを受けていれば、それが出続けることになります。

本来、アドレナリンは危機に瀕したようなときに筋肉に瞬発力を与え、瞬時に対応するために分泌されるものです。それには膨大な量のエネルギーが放出されます。

そのため、長時間にわたってアドレナリンが分泌されれば、当然、体の生産活動は中断され、通常の働きができなくなってしまいます。そうすると、今度は、体の通常の新陳代謝が止まってしまい、組織を破壊する異常代謝が始まります。

正常な代謝がおこなわれなくなった体は、血圧が上がり、筋肉が緊張し、呼吸は浅く速くなっていきます。性的欲求がなくなり、空腹が抑えられ、また、消化機能も止まります。しかし、感覚だけは異常に研ぎ澄まされていきます。すると、今まで聞こえなかった音が聞こえてきたり、脅迫観念が出るなど精神に異常をきたしたり、病気になっていくのです。

ストレスというものは、これほどまでに私たちの体を滅ぼす方向へと導いてしまうものなのです。

●ストレス発散の落とし穴

しかし、ここで大事なことは、通常のストレスは私たちの感じ方、心の持ち方にあるのだということです。ストレスとなるものとして怒り、愚痴、心配、恨み、悩み、悲しみ、批判、イライラ、嫉妬、足ることを知らぬ欲望、こうしたいろいろなマイナス的な思いがたくさんあります。私たちが日常、慢性的にこのような感情で過ごしていれば、当然、呼吸が浅くなり、交感神経が優位となって自律神経のバランスが崩れ、体に不調をきたすということになるのです。

また、心に引っかかっている問題を、何かほかのことで紛らわしていても、頭の片隅には常にその問題への引っかかりがあるので、結局、緊張状態を強いられていることになるのです。ですから、そうした問題や悩み事はため込まずに処理をしていかなければ、今は何の症状も出ていなくても、いつか体に問題が出てくることになるでしょう。

そうしたなかで問題な人は、自分は悩みとは無縁と思いながら言いたい放題を言って、ストレスを外に向けて発散するタイプの方です。このタイプの人は、自分は好き勝手なことをいったり怒ったりして、暴言を吐いたことなどすっかり忘れてしまい、本人はすっきりした気持ちでいるかもしれません。

ストレスをため込む人から見れば、これは不公平のように思われるかもしれませんが、決してそんなことはありません。そういうタイプの人は、他人からの恨みの念波を受けます。本人はすでに忘れているかもしれませんが、その人によって傷ついた人が四六時中その人を恨んでいれば、その念波を受けて、その人に何らかの症状が出てきます。生霊のうらみとも言われ、生きている人の念波は亡くなった人の念波より、いっそう強力なのです。

●過去の問題が自己処罰概念を引き起こす

今は何でもなくても、過去に心の中にあったわだかまりや引っかかっている問題をそのまま放置しておくのも、同じくストレスを受け続けることになります。

「あの人が許せない、あの人を傷つけてしまった」「自分が本当はおやまらなければいけなかった。でも、もう会うこともない」など、そういう問題を放っておくと、それが常に自分の自律神経を狂わせていきます。

この「何か引っかかる」という感情、それは、普段は忘れているように思いますが、自分の心が傷ついていることや人を傷つけたこと、そして苦しめたことなどを本当は心の奥では覚えているのです。フォース（真我）の自分、またはもう一人の自分はすべてを知っているので、ごまかすことができません。つまり、自分の心には嘘をつけないということです。ですから、それを放っておくと、「自己処罰概念」というものが自分に働いてしまいます。

「あんな悪いことをした人がよくのうのうと暮らしている」と言って腹を立てる人もいるかもしれませんが、そんなことを考える必要はありません。

どんな悪人であろうと、犯罪者であろうと、みんなフォース（真我）をもった存在です。ですから、一見ずる賢く立ち回っているようでも、すべては「原因・結果の法則」が作用しますので、必ずその人にはね返っていくのです。

どんな悪人と思われる人にもフォース（真我）がありますから、悪事を働きながらどこかで、フォース（真我）の思いや宇宙の御心から離れたことをしているのだ、と自分でわかっているのです。

したがって、悪いことをしている人はびくびくしていますし、人の目を正面から見ることができなくなるのです。子供でも悪いことをしたときは、悪いとわかっているのです。その証拠に、誰でも純粋だった子供の頃、何か悪いことをした後にドキドキした覚えがあったのではないでしょうか？

人間であれば正気を失っていないかぎり、何をしたら悪いかはわかっています。そのため、人から知られていなくとも悪いことをしていれば、こんな自分が幸せになれるはずがないと、自分で自分を罰する、そういう心理が自動的に働いてしまうのです。別に神様が罰するのでも、聖なる存在、フォース（真我）が罰するのでもなく、自分が自分を罰するのです。

フォース（真我）の存在は愛のエネルギーですから、みなさんに幸せになってほしい、ということ以外は思っていません。ですから、「こうすればあなたは幸せになれますよ」と常に私たちにメッセージを送りつづけてくださっており、さらにその人に必要なプレゼントを目の前にたくさん用意してくださっているのです。

しかし、それを受け取ろうとしないのは自分なのです。「いや、無理です」「待ってください。私なんかとても無理です」とストップをかけているのは自分自身なのです。

それが自己処罰概念です。自分では気づかないうちに「自分は幸せになってはいけない」と思い込んでいるのです。そういう人々がフォース（真我実現）セミナーにたくさん参加しております。「こんな私が人の役に立ってもいいのでしょうか」などとおっしゃる方がいますが、人が助かることをするのですから、いいに決まっています。

自分は本当に人の役に立ってこなかったとか、恩を仇で返したとか、そういう思いが自分の中で蓄積されていくと、マイナス的な発想ばかりが出てきます。ですから、自分を罰しないためにも、過去の未処理になっている問題と正面から向き合い、自分の心を癒すために、心を浄化していくということが大切になってきます。

●不調の原因を消す方法

この世にはカルマの法則が作用しています。

自分が過去に思い続けたこと、ストレスを感じ続けたこと、人を傷つけたことに対する罪悪感などは、必ず結果として自分が受け取っているということです。

カルマというのは法則ですから、淡々と成就し、必ず結果となって、みなさんの前に現れることになっています。ですから、どうしようもないことなのですが、もしそのカルマの原因がマイナスやネガティブなものであっても、その結果を消してくれる方法が一つあります。

それは、聖者の教えやアーユルヴェーダの中にある「聖なる存在の恩寵《おんちょう》はカルマをも凌駕《りょうが》する」という言葉の中に示されています。聖なる存在というのは私たちのフォース（真我）のことであり、また、すでに申し上げたように、あの世において私たちをサポートしようとしている諸如来や諸菩薩、そして天使たちのことです。

フォース（真我）やその他の聖なる存在の応援が得られれば、カルマの原因を取り除く努力をせずにそのまま生活していたら、自分が蒔いた種の何倍もの悪しき結果を受け取らなければならないところを、最小限の結果で済んだり、大きな病気やケガまたは災害に巻き込まれずにすむということなのです。

では、聖なる存在はどのようなときに恩寵（めぐみ）をくださるのでしょうか？

そのためにはまず、私たちが聖なる存在から応援を得られるような行動を日々おこなう必要があります。

聖なる存在は私たちを深く愛する心ある親と同じような存在なので、親がどうしたら喜んでくれるかを考えれば答えが出るでしょう。

心ある親は、私たちが自分を成長させるために努力していたり、人のお役に立つことをおこなっているときには、一生懸命応援をしてくださり、過去に相当な悪いことをしていたとしても、今の前向きな姿を見て、今後来るとわかっている災難を軽くしよう、なくそうと、手助けしてくださるのではないでしょうか。

聖なる存在の気持ちも同じです。ただ聖なる存在は肉体をもっている親よりも、未来に起こることが確実にわかっているため、強力な援助ができるのです。ですから、聖なる存在（フォース（真我）も含む）の応援を得るには、自分がいまできる人の役に立つこと、または人を幸せにするための協力を徹底的にすることが必要なのです。

たとえ病気で寝たきりになったとしても、できることは必ずあります。たとえば、今まで自分が関わった人に対して、感謝の気持ちを瞑想の中で伝えていき、それらの人々の一人ひとりが幸せになるように祈ることは、病気であってもできることです。私たちは探してみれば、人を幸せにするために、いま自分ができることはいくらでもあります。

職場においては自分と縁のあった人や、関わっている人が楽になり、相手が喜ぶようなことをしていけばいいのです。このように、自分がそこにいることでまわりの人が幸せになるようなことをさせていただくのです。それを私たちのフォース（真我）は見てくれています。

フォース（真我）はいつでもみなさんを本当に助けようと思っており、病気であればその病気を癒してあげたいと思っています。しかし、病気も一つのメッセージなのです。その方にとって、その病気という結果が出なければ、気づけなかったことや学べなかったこともあるのです。

人それぞれカルマの出方は違います。体が弱い人は体に出るし、体質的に丈夫な人はケガをしたり、借金で苦しんだり、人間関係で苦しむなど、すべてが病気として現れるわけではありません。

ですから、いま目の前に出された現実の好ましくないと思われる結果を一つのメッセージとして受け取って、次に、その原因を調べていくことです。そして、一つひとつ原因を取り除く努力をしていくことで、不調だったものが調整され、その努力をしているときにフォース（真我）の応援が得られます。

その結果、災難が小難になったり、不治と言われるような病が治ったり、普通であれば再起不能と思われたようなケガでも、治りが早くなって生活に復帰できる、などということが起こるのです。つまり、人智では考えられないような奇跡と思われるようなことが起きたときは、フォース（真我）やその他の聖なる存在の助けを得ているときなのです。

●聖なる存在から恩寵を受けるための条件

インドにあるワンネス・ユニバーシティという所では、瞑想や宇宙の真理を教えてくださいます。そこの学長さんは、「聖なる存在の恩寵は誰でも受けられる。しかし、それには条件がある」といつもおっしゃっています。

その条件の一つ目は、「**お手上げ状態**」であることです。

お手上げ状態とは、自分ができることはとことん限界まで努力する、ということです。みなさんの努力する姿を、フォース（真我）や聖なる存在は、いつも見ているのです。

二つ目は、**過去から現在までの人間関係を調和すること**を、いつも強調されています。

そして最後が、**フォース（真我）の願いであること**が大切ということです。

フォース（真我）の願いかどうかは、その願いが実現することで自分も幸せになり、まわりの方々も幸せになるかどうかです。この条件が満たされる願いはフォース（真我）の願いと考えていいでしょう。

ですから、私たちが願う健康は、フォース（真我）の願いであることは間違いありません。フォース（真我）はいつもみなさんの健康を願っていますが、ときには私たちの成長のために、苦しみを与えることもあります。私たちは与えられた苦しみをきっかけとして、不調の原因に気づき、学び、努力をしていくのです。

この人生というのは、私たちが幸せになるためにありますが、学びの場でもあるわけです。ですから、病気、悩み、事故、経済的破綻などすべては、みなさんが成長するために必要なプレゼントでもあるのです。

決して悪いことではなく、それを素直に認めて受け取り、原因を見ていき、心の浄化をしていくことで、必ずフォース（真我）の応援が得られるでしょう。

【2】心の断捨離の大切さ

●昔の私と今の私

たびたびお話ししてきましたように、以前の私は、いま生きているのが不思議なくらい体が弱く、三十代くらいまで生きられたらいい、とまである漢方医に言われたものです。その倍近い年齢を生きている今の私は、聖なる存在やフォース（真我）の応援を得て生かされているとしか考えられません。

それも以前の病気の問屋状態のときとは違い、体質的には弱くとも、食事は一日一食で、睡眠時間も短く、一年中ほとんど休みをとらなくても働けるような体にならせていただけているのです。私ほどの不健康だった人でも、過去世でマイナス的な原因をつくってしまったいろいろなカルマを今世で修正しながら、このような話をみなさんに伝えさせていただけるようになっているのです。

病気の問屋状態であった私が現在、このように元気になれたのですから、普通の人にいま病気があったとしても、正しい方法を実践されれば必ず元気になれることと思います。

先ほども述べましたように、以前の私は一年に何度も風邪をひき、一度ひくと一ヵ月も治らないという状態でした。それが今では、まわりの人が風邪をひいても、私はここ五年くらい風邪をひいていません。

過労や睡眠不足が続いて、風邪をひきそうになるときもありますが、風邪の治し方がわかっていますので、危ないと感じたらすぐに蜂蜜かリンゴでの断食をします。そして呼吸法を必死でおこない、疲れている臓器にセルフヒーリングをすれば、ほとんど三日以内で治ります。今は土日も休みなく働いておりますが、そのことが自分でも不思議なくらいです。

●マイナス思考が消えていく方法

昔は一日十三時間寝ていても、腎臓が悪かったことにより、体中に質の悪い血液がまわっていたために、体が始終だるい状態でした。そのため、仕事が終わり家の玄関に入ると、這うようにして部屋まで行くようなことが、たびたびありました。

家に着いたとたん緊張がゆるみ、立って歩くこともできないくらいの疲労感があったのです。

そして、いつも目の下にはくまがあり、真っ黒い顔をしていつもむくんでいたので、誰が見ても病人の顔だったと思います。

当時は食事をするだけで疲れてしまい、食後は、必ず一、二時間横にならなければ立ち上がるともできないので、一日たいしたことができないのです。自分が生活するのがやっとで、週に二日以上は治療院に通うような生活をしていたので、人のお世話やお手伝いをするどころではありませんでした。

そして、常に体のどこかが痛い、重苦しい、かゆい、という状態でした。毎日、調子が悪いので、どうして私だけがこんなに調子が悪いのか、どうしてこんなにつらいんだろう、なんで私だけが……と朝から晩まで否定的なことを考えていました。そのため、心がどんどん曇っていったのです。心は暗くなる一方で、体はいっこうによくなりませんでした。

しかも、その体の悪い原因が外側にあると思っていたので、愚痴とか恨み、イライラといったストレスを常に感じていました。その結果、当然、自律神経は交感神経優位になり、副交感神経が抑えられ、自律神経のバランスが取れないために、臓器が正常に働かなかったのです。さらに、幼い頃の栄養不良で臓器が発達しなかったことも加わり、ますます正常に働いてくれませんでした。

では、私のそのマイナス的な思考がどうして消えていったのでしょうか。

宇宙の根本法則である「原因・結果の法則」を知った二十歳の頃に、自分の自律神経を調整していこうと決め、心の問題に取り組みはじめました。まず最初は、呼吸を調えることから始めました。心の浄化を知らないときは、ヨーガの呼吸法を毎日繰り返していました。呼吸を意識して深くおこなうだけでも、ずいぶん心は安定してくるものです。深い呼吸を繰り返していくことで、心がだいぶ穏やかになっていきました。

ストレスを感じているときというのは、気づかないうちに、とても浅い呼吸をしています。私たちが深い呼吸をしているときは、マイナスの思いが生まれません。ですから、ヨーガの呼吸法を行ったり、ヨーガのストレッチやヨーガのポーズをとると体調がよくなり、気持ちも前向きになるのです。

そのようにして私も、一日のうちになんだか気分がいいなと感じる時間が増えていくようになっていきました。当時は正しい瞑想法がわからなかったので、まねごとで瞑想をする時間が、一日のなかで徐々に増えていったのです。

すると、次第にお小水も出始めました。今まで一日一回しか出なかったのに、二回、三回と増えていき、ああ、自律神経が調うというのは、こういうことなのか、と実感したものです。そして食事も体に良い食生活に切り替えたことで、腸もだんだん動き始めて、いろいろな変化が出てきました。

当時は、蕁麻疹で毎晩苦しんでいました。毎日夜になると二時間ぐらいかきむしり、肌にブツブツができていた状態でしたが、それも食事を変えたり呼吸法や瞑想をおこなうことで、だいぶよくなりました。

そのときの症状で最後まで残ってしまったのが、包帯を巻かないと人前に出られなかったほどのアトピー性皮膚炎と極度の近眼でした。その原因は腸と腎臓にあり、これらの臓器は自律神経のバランスが取れるようになると正常に働く、ということに気づきました。そして、そのためには、今まで自分がかかえてきたストレスを取るしかない、ということがわかったのです。これについては第1章の初めのほうで述べたとおりです。

●ストレスからどんどん解放される「心の浄化」

しかし、そのころは、まだストレスの取り方がわかりませんでした。それで、なんとかストレスを取らなければいけない、という思いに至ったときに出会ったのが、心の仕組みや心と体の関係を説かれていた高橋信次《たかはししんじ》先生でした。高橋信次先生と出会い、そのときに初めて「心の浄化」ということを知ったのです。

私たちが感じるストレスは感じ方の問題で、ストレスにもなれば、ストレスにならないこともあるのです。苦しみとか悩みというのは、同じ状況下でも各々の受けとめ方があり、人によってそれがストレスになったり、ストレスにならなかったりするのです。

つまり、一見、不都合と思われる出来事もそこに善・悪があるわけではなく、私たちの側の受けとめ方で、善・悪、または幸・不幸が分かれていくのです。つまり、私たちの認識の仕方や捉え方によって、ストレスになる場合とならない場合がある、ということなのです。

私は高橋先生の教えにより、心を浄化していくことによって、ストレスからどんどん解放され、さらにストレスに対しての受けとめ方や捉え方が変わっていく、ということがわかりました。その後、心の浄化の大切さを徹底的に高橋先生から教えていただき、実践を始めました。


言い表せないようなイライラや焦燥感や恐れ、なんとなくいつも感じている不安、それらは過去からの積み重ねとして、当時の私の内側に存在していました。それは、無意識の中にそうしたマイナスの感情や思いが刻まれ蓄積されていたからなのです。

私は心の浄化のための瞑想によって、心の引っかかりや悲しみを解放し、心の曇りを晴らしていったことで、それまでのストレスが次第に消えていきました。その後は、一見、ストレスになるようなことに出会っても、今までと違う捉え方ができるようになったのです。


私たちは、「今後、絶対にストレスを受けたくない」と強い決意をしたとしても、こればかりは自分の意志でコントロールできません。しかし、心を浄化し、過去の問題から学んでいくと、今後、同じような出来事にぶつかったときに、どう対処したら良いかがわかるようになります。

さらに、過去のトラウマや引っかかった問題で傷ついた自分を、瞑想の中で自分のフォース（真我）に癒していただくことで、心が癒されていきます。その結果、心の中の漠然としていた不安が消えていき、心がさわやかで温かく平安な気持ちになっていくのです。

●感謝の心が湧き、良い循環が始まる

私は心の浄化のための瞑想をおこなっていくうちに、感謝の心が内側から出てくるようになりました。私たちが感謝の気持ちを感じているときは、フォース（真我）とつながっているということなのです。

心の浄化をする以前の私は、「感謝をしなくてはいけない」と思ってはいても、頭でわかっているだけで、内側から涙とともに湧き上がってくるような感謝を感じたことがありませんでした。内側から湧き上がってくる感謝の気持ちを感じたときに、フォース（真我）の存在を実感することができたのです。そして、「この状態が続けば必ず幸せになれる」と確信がもてるようになったのです。

フォース（真我）の応援を得ていきたい、と思うのであれば、私たちがフォース（真我）の波長に合った生き方をしていく必要があります。つまり、私たちの内側にある真我は、「愛」「感謝」「喜び」「安らぎ」などのプラスのエネルギーの存在であり、常に私たちの表面意識にそれらのエネルギー波動を送り続けてくれます。

しかし、生まれてから今日まで、グチ、怒り、イライラ、嫉妬、悲しみなどの感情を処理せずにいると、心にスモッグがたまるようになって、心が曇ります。すると、フォース（真我）から発せられているプラスのエネルギーを、それらがさえぎってしまって受け取れなくなるために、いつも淋しかったり不安だったりするのです。

ところが、その曇りを取り除きさえすれば、常に愛や感謝のエネルギーを発しているフォース（真我）からのエネルギーが表面意識に伝わり、感謝や喜びで心が満たされていくのです。すると、フォース（真我）と波長が合うために、フォース（真我）の応援が受けられやすくなるのです。

私も心の浄化を進めるにしたがい、ものごとが良い方向に導かれていきました。そして、驚くぐらいさまざまなことが早く叶ってくる世界に入っていったのです。

すると、ますますフォース（真我）を信じることができるようになり、良い循環が繰り返され、自分が本当に健康になるということを、心から信じられるようになりました。

理想や希望を実現させるには法則があります。それは、明確な目標をもち、それが達成されたときのイメージを描き、それを信じることができたなら、必ず実現するということです。

では、なぜ理想や希望が実現する人と、しない人がいるのでしょうか？

両親が子供の良いところを見て、褒められて育った人は心に曇りが少ないのです。

そのように心に曇りがあまりない人は、自分の描いた未来のイメージをすぐに信じられるのです。このように、自分の願い事が実現することを本当に信じることができた人の願いは実現します。

しかし、たとえ理想や希望が実現したときの姿をイメージできたとしても、もう一方で「そんなうまい話があるはずない」とか、「今さらできるはずがない」などと、懐疑的な心をもち続ければ実現はできません。

体のことに関しても、健康になれることを疑ったり、「歳だから無理だ」と考えていれば、私たちの世界は思い続けたことが実現してしまうので、「健康になるのは無理」という思いのほうが実現してしまうのです。

【3】自律神経を整える

●自律訓練法で体の緊張を緩めよう

心身を癒すには、細胞と対話しメッセージを聞くこと以外にも、このようにストレスにも目を向けなければなりません。ストレスを受けた体は緊張状態となって体調不良になってしまうからです。

『腰痛は〈怒り〉である』（春秋社）という本に、多くの腰痛患者を調べると、発散できない痛みが全部腰に集まって腰痛になっている、と書かれていました。多くの病が緊張からきているといえるでしょう。なぜなら、私たちが緊張すると交感神経が優位になり、副交感神経の働きが抑えられてしまうために自律神経のバランスが乱れ、さまざまな病気を引き起こすからです。

私たちがストレスを受けた際に、その処理の仕方がわからずにストレスを解放しないまま我慢してしまうと、その処理できないストレスを肉体が受けとめることになるのです。ですから、その緊張をほぐすためにも細胞との対話が大切なのです。

現代医学では、自律神経は人間の意識ではコントロールできない、とされています。ところが、以前からアーユルヴェーダやヨーガの世界では、自律神経は人間の意識の力でコントロールできる、とされてきました。これは、現代医学のほうが遅れていて解明できていなかったということです。そして、このことは自律訓練法によって実証されました。

ヨーロッパで自律訓練法を確立したのはシュルツ博士ですが、シュルツ博士はヨーガやアーユルヴェーダから、自律神経は私たちの意識の力でコントロールできる、ということを学び、それを西洋医学に取り入れたのです。そして、自律神経失調症の方の治療に自律訓練法を取り入れて、多くの方を治されたのです。

日本では蓮見先生がそれを継がれ、また、九州の精神医学者の池見酉次郎先生も、自律神経失調症の方に対してその自律訓練法を使い、多くの効果を出されたことで有名になりました。

この訓練法は、たとえば右腕に注意を向け、右腕が重たいと思うと、思っただけでズシーンと重たくなります。いかに細胞というものが、自分の思いに敏感に反応するかを実証できる方法だと思います。この訓練法を取り入れているお医者さんは、自律神経失調症で入院している患者さんに、この訓練を実践してもらいます。

この訓練法どおりに思うことができたら、自律神経の失調が治ると言われているのですが、自律神経が失調している人には、なかなかできません。右腕、左腕、両足が重たいと毎日おこなっていきますが、これができるのにひと月くらいかかるそうです。

では、なぜできないのでしょうか？

それは、いつも悩んでいることや心に引っかかってることで頭がいっぱいで、自分が思いたいことが思えないのです。「右腕に注意を向けて」と言われても、意識は悩みごとに引っ張られます。あの人は許せないとか、憎いとか、自分は不幸だとか、心にはマイナスの思いが渦巻き、ストレスから離れられないのです。

自律神経失調症になっている人は、悩みをかかえており、その悩みや引っかかりがいつも心にあるためにリラックスができず、自律神経のバランスを崩し、体調不良になっているのです。ですから、その悩みや引っかかりから気持ちが離れれば、リラックスができることになります。

私たちは、悩んでいるときにはマイナス的な発想しか浮かばず、その悩みに対する解消法を考えることができません。

逆に、その悩みごとをいったん横に置いて、呼吸法や瞑想によってリラックスが始まると、脳波はアルファー波となり、問題解決に役立つインスピレーションを受け取れるのです。

つまり、この訓練法は自律神経の失調を治すために、全神経を体のほうに向けるための一つの瞑想法と考えていただければ、わかりやすいと思います。

以前、私が主催していたヒーリングクラスの中でも、毎回この自律訓練法を取り入れた瞑想をおこなっていましたが、現在、悩みがなくて心に曇りが少ない人は、一回目から私のほうで指定した体の部位に注意を向けることができます。悩みが多い人ほど、この訓練法の習得に時間がかかっています。

体に注意を向けることは、体に愛を向けることでもあります。人間関係に置き換えてみてください。人から無視されることは、とてもつらいことだと思います。無視しているということは、その人に関心がないということであり、一切の愛がない状態です。

体も同じです。私たちは今まで自分の体を無視してきたのです。勝手に働いてくれていて当然という思いで、無視してきました。ところが自律訓練法というのは、丁寧に体のいろいろな部分に注意を向けます。一日三十分でも集中して体に意識を向けようと思うと、ストレスをたくさんかかえている人や、心に曇りが多い人にとっては、なかなか大変なことなのです。

●自律訓練法の実践

では、実際に自律訓練法をおこなってみましょう。

まず（仰向けになり）右腕に注意を向けてください。

漠然とで構いませんので、右腕に注意向けて、右腕が重たいと思ってください。「右腕が重たーい、重たーい、重たーい」と繰り返していきます。本当に集中してできた人は、すぐに重たくなります。

できない人はたくさんストレスがあったり、心の中に曇りがあるということです。この曇りが雑念となって、自分の思いたいことに集中することを妨害するのです。瞑想は、いま集中しなければならないことに集中することで、その成果が得られます。ですから、他のことばかりに心が奪われてしまうと、いつまでたっても瞑想の成果がでません。

自律訓練法を取り入れた瞑想も、ただひたすら、いま私が申し上げている言葉に気持ちを集中していくだけなのです。

次に、左腕全体に注意を向けて、「左腕が重たーい」と繰り返していき、次は足のほうに移り、これを順番におこなっていきます。

両腕と両足が終わりましたら、次は温かさを感じる訓練に移ります。手と足に注意を向けて、「温かーい、温かーい」と先ほどと同じようにおこなっていきます。

お風呂に入っているわけでもなく、ただ横になって心の中で自分が自分の肉体に命令しただけで、体が重たくなったり、ぽかぽか温かくなり始めるのですから、この訓練をすることで、いかに自分のイメージしたことが細胞に伝わるかがわかります。

前述のように、西洋医学では、体温調節は自律神経がコントロールしているので、自分の意識ではコントロールができないと言われています。しかし、ヨーガの世界やアーユルヴェーダの世界では、自律神経は自分の意識でコントロールできる、とされています。実は、本当はコントロールできるのに、普通の方は瞑想を知らないからできないだけなのです。

表面意識では自律神経をコントロールできません。「右腕よ、温かくなれ」と表面意識で命令しても、絶対に命令どおりに温かくはなりません。自律神経をコントロールすることは、心と体を完全にリラックスさせて、自分の肉体細胞に語りかけていくことによって可能となるのです。

しかし、細胞との対話は心に悩みや引っかかりがたくさんあるうちは、なかなかできないものです。

私が自律訓練法と出会ったのは三十二、三歳の頃で、まだ瞑想についてたいして知りませんでした。その頃は心の浄化もできていなかったので、体の各部位に集中しようと思っても、雑念や、当時、心に引っかかっていた問題が心に浮かび、とにかく集中できませんでした。

「右腕に意識を向けてください」と言われても、他のことを考えているか、やっと意識が向いたと思ったら、疲れて寝てしまうという状態でした。

そんな私でも、体のあちらこちらが悪く、リラックスもできない状態でしたので、何とか体を治したい一心で、毎日続けることを決意し、毎晩、寝る前におこなうことを習慣化していました。

当時、訓練用のカセットテープが売られていたので、それを利用していました。

そのテープを聞くと気持ちよくなるのに、眠らずに三十分間、アルファー波の状態で最後まで声の誘導についていくというのは難しかったことを覚えています。心の浄化が進むと雑念が出にくくなるので、アルファー波の状態で三十分くらいの瞑想についていけるようになります。

当時は、体が緊張しているのがわかっていたので、リラックスしようと思って訓練をおこなっても、すぐに眠ってしまう状態でした。まあ、眠れないよりはいいか、とも思いましたが、眠らないできちんと聞けるようになるには、一年くらいかかっていました。

とにかく、このようにして体の緊張を緩めることは、細胞に対してのお返しだと思います。私たちの細胞は常に緊張を強いられているために正常に働けず、自律神経のバランスも乱れてしまうのです。細胞との対話で大切なのは、まずリラックスするということです。

【4】癒しのための祈りの言葉と癒されたときのビジョンの描き方

●自分の描くビジョンを信じる

次に、「癒しのための祈りの言葉と癒されたときのビジョンの描き方」について、お話をさせていただきます。前にお話ししたことの繰り返しのように思われるかもしれませんが、とても大切なことなので、今までのまとめだと思ってお聞きください。

私たちが理想や希望の実現を望むのであれば、「心の法則」を知る必要があります。その法則とは、まずは私たちが願っていることを明確にし、次に、すでに目標が実現した姿をイメージもしくは想像し、そしてその願い事が実現できることを心から信じることができたら必ず実現する、というものです。

願いが実現した姿を想像したり、ビジョンを描くことまではできる人が多いようです。つまり、健康になるんだ、なりたい、とそこまでは難しくありません。ところが、多くの方はそのビジョンをイメージできても、信じることができないのです。

長い間、病気を患っていたりすると、私はこういう体質なんだから治るはずがないとか、年だから無理だと思ってあきらめてしまうことが多いのです。この信じるということが、なかなか難しいところなのです。


では、どうしたら自分の描くビジョンを心から信じられるようになるのでしょうか？

それにはまず、誰の中にも内在する「フォース（真我）」（本当の自分）の存在を知ることです。

フォース（真我）とは、すでに申し上げたように、宇宙意識と直結した英智をもった存在です。

ですから、私たちの中にあるフォース（真我）は、私たち各々が幸せになるにはどうしたらいいのか、また悩みに対する解答法、さらに病についての治し方などすべてを知っている存在なのです。

私たちがフォース（真我）の存在を知り、フォース（真我）からのインスピレーションが受けられるようになれば、私たちの願いを叶える方法や病気の根本原因と治し方などを教えていただけるのです。

さらにフォース（真我）との交流ができるようになると、フォース（真我）の応援を受けられるようになるので、今まで不可能と思われていたことが実現していくということが、たびたび起こります。

そのためには、私たちが生まれてから今日まで悩んだり苦しんだりして、心の中にため込んでしまったマイナスの感情を解放して、心の曇りを取ることが必要です。

心の中にマイナス的な感情がたくさんつまったままであればあるほど、無意識のコントロールが強くなるために、私たちの人生は破壊的な方向へと導かれてしまいます。たとえば、良いことをしようと思ってもできない、悪習慣がやめられない、体に悪いと思ってもつい体に悪いことをしてしまう、などがそうした例です。

お酒を飲みすぎたり、ギャンブルがやめられないなど、頭でよくないとわかっていてもやめられないようなときは、無意識の中にマイナス的な思いがたくさん刻まれているため、心が曇り、フォース（真我）の導きが受けられない状態になっているのです。

そういう人は、フォース（真我）の存在も知らず、フォース（真我）とつながることもできないので、表面意識の自分だけを自分だと思っています。通常、私たちは生まれてから今日までの自分の体験したことしか記憶にありません。そのため、フォース（真我）とつながったことがない多くの方は、失敗の記憶のほうが多いために、自分に自信がもてず、自分にとって不可能なことが可能になることや、未来の成功といったものを信じることができないのです。

私もこの世界を知るまではそうでした。何をしてもうまくいくことがほとんどありませんでした。この世界を知ってから、なんとか理想や希望を叶えたいと思い、願い事を紙に書いて枕の下に入れて寝ることを八年間おこなっても、何一つ叶わなかった人です。

なぜ、叶わなかったのかというと、私の場合は、願い事は決められたし、叶った姿を一瞬イメージするところまではできたのですが、それを信じることができなかったためです。その当時の私をふり返ってみますと、今まで何一つ自分がこうしたいと思ってうまくいった記憶がなかったので、信じることができなかったのです。

驚くほどのスピードで自分の希望がどんどん叶いはじめたのは、心の浄化を始めてフォース（真我）の存在を知ってからです。

表面意識で記憶している失敗が多かった自分では、今まで不可能と思われていたことを可能にするのは無理であっても、フォース（真我）という英知をもった宇宙意識と直結した偉大な存在が応援してくれるのならば、何でもその気になればできるのではないか、と思えるようになったのです。

そのとき、自分の未来を信じられるようになり、思ったことが次々と叶う世界を体験するようになったのです。

そのフォース（真我）という存在は、誰の心の中にもあるのです。最初は信じられなくても段々そのフォース（真我）について信じられるようになっていきます。最終的には、そのフォース（真我）とつながった自分をめざすということが、理想・希望実現の最短距離なのです。

健康も同じです。考えてみてください。たとえば強いストレスをかかえた人が潰瘍性大腸炎になり、手術して潰瘍を取りました。そのときは回復します。でも、またイライラして、始終ストレスをためていれば、また症状の悪化する箇所が現れて、同じことの繰り返しです。

お医者さんや治療家は原因の一つを取ってくれますが、根本的な原因は自分でしか取れないのです。その一部がよくなっても、また別の面が出てきます。ですから、真の健康を望むのであれば、心と体を根本的に癒すことを目指すことをおすすめします

●ビジョンをイメージするときの秘訣

癒しのためのビジョンをイメージするときに必要なのは、マイナスのビジョンのイメージは絶対に心に描かない、ということです。

たとえばアトピー性皮膚炎を治したいときは、「アトピーが治った」というイメージを描いてはいけないのです。アトピーという言葉を入れてもいけません。その言葉を入れると、自分がアトピーだ、ということを潜在意識に毎日刻んでいくことになるからです。

生まれたときからアトピーだった人は、自分のきれいな肌を想像するのが難しいかもしれませんが、後天的にアトピーになった人なら、自分の肌がアトピーではなかった頃を思い出していただき、そのときのすべすべで健康美に輝いている肌をイメージすることです。「私の肌は健康美に輝いていています」とか、そういったビジョンをイメージすることが大切です。生まれてからずっとアトピーの記憶しかない人は、同年代の肌のきれいな人の肌をしっかり記憶して、自分自身がそのような肌になっているところをイメージするのです。

また、近眼も同じです。私も視力が〇・〇一くらいだったのが一・〇になりました。そのときのイメージの仕方も「近眼が治る」と思ってビジョンを描くのでなく、眼鏡をかけないで遠くが見えている自分をイメージするか、自分の目がいま完全に、近くも遠くもはっきりと見えている姿をイメージするのです。

最近、メタボが問題になっていることは、前にも申しましたが、心臓病などを防ぐためにも、太り過ぎの方は痩せる必要があるでしょう。その場合でも、ただ痩せるというビジョンを描くのではなくて、健康美に輝いた理想的な体型になった姿をイメージすることが大事だということは、そのときにお話ししました。

若い女性に多い、〝痩せたい症候群〟の方は、ただ「痩せたい、痩せたい」との思いから、痩せた自分しかイメージしないために、異常なまでに痩せてしまい、拒食症になって健康をそこね、死に至る人さえいます。

これは潜在意識の働きを知らないためです。ただ、痩せればいいと思い、ひたすら痩せようとばかりしていると、食べたら太るという恐怖感が出てきて、そのうち自律神経がおかしくなってしまい、食べ物を全部拒絶するようになってしまうことにもなってしまうのです。

意識が拒絶しているのだから食べるわけにはいかず、限界まで痩せて、もう物が食べられない状態になってしまうので、とても危険なのです。私たちの無意識は、良い悪いの判断をしないので、長い間、思い続けたとおりのことが現実に起こってしまいます。

ですから痩せたい人は、メタボの方と同じように、健康美に輝いて理想的な体型になった自分の姿をイメージすることです。その場合、体重は何キロになればいいのか、ウェストは何センチ、ヒップは何センチ、太ももは……と決めておくと、決めたように体が変わっていきます。そうすると、その決めた体重で止まり、それ以上痩せることがなくなります。私のところに来られて痩せた方は、ビジョンした通りになっています。

あとは、ガンを治したいという場合ですが、どうして自分がガンになったのか、その自分の病の根本原因を知ることが大切です。ガンは免疫系統の狂いと言われています。免疫力がうまく働かないために、異常細胞の増殖が始まる病です。その場合は、「自分の免疫力が正常になって健康美に輝く体になる」と決め、ガンという否定的な病名は絶対入れないイメージの仕方をしてほしいのです。

●祈りの言葉

次は、癒しのための祈りの言葉です。

心の浄化が進んでいない方の場合は、一瞬だけビジョンを描くことはできても、なかなかそれを持続できないものです。そこで大切なことが「癒しのための祈りの言葉」と「癒されたときの喜びの言葉」をつくることです。

「喜びの言葉」は、自分が健康美に響いたとき、その喜びに対してどのような言葉を発するだろうか、ということを想像し、言葉をつくっていただきたいのです。

また、ビジョンを描くことがあまり得意ではない人もいると思いますので、そういう人もこの「癒しのための祈りの言葉」と「癒されたときの喜びの言葉」をつくって、それをひんぱんに使われるといいでしょう。

では、どういうふうに言葉をつくるのでしょうか？

まず体調が悪いときは、どこかの部位が悪いわけなので、たとえば胃、腸、肝臓、腎臓、腰、手、足、目、鼻、肌などの神経細胞にお詫びをする言葉と感謝する言葉、これが必ず必要です。

私たちの体は愛の表現体なのです。私たちの細胞は無条件で、何も文句をいわずに日夜、働き続けてくださっています。

傷ついたり、悩んだり、イライラしたりしたマイナスの感情を、肉体は全部受けとめてくださっているのです。それが、ある限度を超すと病気というかたちになります。ですから、過労を強いて病んでしまった体の部位の細胞に、まずお詫びをする言葉と感謝する言葉を入れます。

多くの方が、肉体は自分のものだと思ってしまっています。そのために、好き勝手に使い、酷使してしまうので、まずはその考え方を見直さなければ病気はよくならないでしょう。私たちの体は、私たちの魂と心を宿すお宮だと思ってください。神社などにあるお宮、または神殿と思うのです。自分のものではないのです。地上にいる間、借りているだけなので、借り物であればそんなに粗末にはできないはずなのです。

車や機械が何の手入れもせずにいると、すぐ傷むように、体も過信して酷使していると、必ず悲鳴を上げて壊れていきます。しかし借り物の神殿、お宮だという考え方をされると、丁寧に扱うようになるのではないでしょうか。

もう一つは不調和な神経細胞が順調に働いてくださるように祈ります。あとは、本当に健康になったときの喜びの言葉をつくることです。患部をよくするために必要なことは、その細胞に感謝し、順調に働いてくださるように祈り、さらに健康になったときの喜びの言葉を、健康のビジョンを描きながら、心の中で唱えることです。この三点を忘れないでください。

●どのような祈りの言葉をつくるか

私たちの意思や思いだけではどうしても限界が出てきます。そこで必要なのが「祈り」になります。

体を治す場合でも、理想や希望が叶う場合でも、なぜ短期間で叶うのでしょうか。

それは、真我の応援、天上界の聖なる存在の応援があるからです。


みなさんもテレビなどで、奇跡的に病気が治ったという人を見たことがあると思います。ガンで余命宣告を受けたのに完治した人も、けっこういらっしゃいます。

先ほど述べた寺山心一翁さんのように、今まで縁があった人に感謝したり、今まで自分を生かしてくれた体に感謝していくことで完治した人、また登山が趣味で、最後に登りたい山に登ろうと、その目標に向かって死を覚悟で努力したことで完治した人など、数多くの例がありますが、そういうときには必ずフォース（真我）の力や聖なる存在が働いています。


中途半端がいちばん治らないのです。たとえば太っていて、痩せたいと思っている人の場合ですが、これ以上太ったら心臓に危ないとか、そのことが病気に関係している人は真剣なのです。でも、小太りぐらいだと、普段の生活に支障はないし、美味しいものを我慢するのも嫌だからと、その生活を続けてしまいます。人間は易きに流れやすいので難しいのです。

ですので、ぜひ自分自身の癒しのために「感謝」「祈り」「喜び」の、三つの言葉をつくってみてください。

例として、私自身が自分の近視を治すときにつくった言葉は次のものです。

「私の目はリラックスしています。ゆったりとして、くつろいでいます。私の目の筋肉は柔軟で、弾力性に富み、見ようと思うものには、いつでも焦点を合わすことができます。視力は健全で、見たいものはいつでもはっきり見えます。眼鏡はもういりません」

毎日、寝ながらゆっくりと目をリラックスさせ、目の細胞と対話をしていました。細胞との対話はとても大切です。

アトピーであれば、各人が自分のアトピーの根本原因を知る必要があります。いくら外からだけで肌をケアしても、根本から治ることはないでしょう。私のアトピーの原因が腸と腎臓にあったことは、すでに申し上げたとおりです。

多くのアトピー性皮膚炎の方は腸と腎臓に問題があるようです。喘息の方は呼吸器に問題があるというように、必ず原因となる場所があります。その原因を見つけ、その根本の部位を治していくことが大切なのです。

以前、ある腎臓の難病をもった女性の方が私のフォース（真我実現）セミナーに参加されました。それまで慶應病院でも前例がほとんどなく、誰も治った人がいなかった難病です。

彼女は当時の担当医から、「今まで診た方の一人は亡くなって、一人は透析して、あなたが三人目です」と言われたそうです。

彼女は病院にも定期的に通い、検査を受けながら、ストレスを取るために心の浄化の瞑想法をおこない、瞑想呼吸法も毎日実践し、さらに食事療法や自分に必要な漢方などを取り入れました。

その結果、わずか四ヵ月で腎臓の数値が正常になり、半年後にはお医者さんから「再発の可能性はない」と言われるまでに回復しました。その後、ご自分の夢も叶え、アトリエを構えて画家として活躍しています。

その方が難病を完治するときにつくった言葉は次のものです。

「私は日に日に元気になり、健康美に輝いています」

そのあとに、「なぜなら」と入れるのがコツなのです。そのために自分がどういう努力をすればいいかを言葉の中に入れて、自分に言って聞かせます。

「なぜなら、私のすべての細胞はあの太陽のように光り輝き、愛と感謝に溢れ、最高の働きをしているからです。私はとても健康です」

とても良い言葉ですね。この方はあと二つほどつくっていますが、とても良いサンプルなので、その一つをご紹介しましょう。

彼女は腎臓が悪かったので、次のように言っています。

「私の腎臓は日に日によくなり、とても元気です。尿細管は完全に活動し、必要な栄養を吸収できます。私の細胞はキラキラ輝き調和しています」

自分が納得した言葉をつくり、時間のあるときに一日何回でも唱えるのです。

また、便秘で苦しんでいる人がつくった言葉もあります。

「私の腸は順調に働き、必要なものは吸収し、不要なものは完全排泄できる腸です。なぜなら、私は日々、腸の働きに感謝し、腸が喜んでくれるような食生活を心がけているからです」

このように、必ず自分がどうしたらいいか、その原因を探って、日々、自分が努力する言葉を入れることで、毎日の生活を良い方向に修正できるのです。

もう一人の方の例です。五十代の女性の方で、リウマチで手がこわばって固まった状態だったときに、私のセミナーに参加され、心の浄化をすることで、リウマチの原因が自分の愚痴にあったことに気づきました。そこで、手が順調に動くようになりたい、ということでつくった言葉です。

「私は人に対して暗い話や愚痴は絶対にいわない。人を生かすことは自分を生かすことにつながっていることを知っているからだ。健康、それもこの中にある」

潰瘍性大腸炎や胃の不調がストレスからきている人の場合は、そのストレスのもとを知り、ストレスを解放していくような言葉をつくっていくといいでしょう。

●自分への攻撃をやめる

自分が怒りっぽい性格をもっていたり、自分の性格に嫌いな部分があるときに、自分を嫌い拒絶することから病気になっている場合もよくあります。

自分自身を嫌っている人は、まず自分を好きにならないと病気が思うようによくなりません。アトピー性皮膚炎の場合、自己免疫の狂いにより、本来は外敵を攻撃するための免疫が、自分で自分を攻撃して起きている症状なのです。私は自分がアトピーだったときにそのことに気づきました。特にアトピー性の体質の方は、自分を好きになる言葉を入れていくことが必要です。喘息などにも同じことがいえます。

そうはいっても、今までの自分が嫌いなのに、いきなり簡単に自分を好きになることはできないでしょう。しかし自分を好きになれる方法はあるのです。

それはフォース（真我）に応援されるような自分に近づいていくことです。

少しでもフォース（真我）が望むような自分、フォース（真我）に喜ばれる自分に向かっていくことで、まずは現実の嫌な自分を受け入れることができるようになり、徐々に自分を好きになっていけるのです。

そういう方の場合は、「私はフォース（真我）の望む自分に近づいています。なぜなら、いつも感謝する心を忘れず、何事にも前向きにフォース（真我）が喜ぶことのみをおこなっているからです」というような言葉を入れるといいでしょう。


このようにして、理想や希望の実現を助ける言葉を日頃、心の中で唱えていると、いつのまにか自分自身を受け入れていくことができるようになるのです。日常生活の中で自分の嫌な面が出たり、挫折したりすると、自分を攻撃するタイプの方はたくさんいらっしゃいます。特に精神世界を勉強されている方にはそういう人が多く、その方たちは自分を責めたり、自分を傷つけたりしており、その結果、体に不調が出ている場合が多いようです。


人間は誰でも内側に、偽りの自分である「偽我」をもっています。偽我（自分さえよければ良いという幼児性の自分）のない人などいません。

私たちは、生物の本能として、生存するために他を蹴落としてでも生き延びようとすることが、はじめから遺伝子の中に組み込まれているのです。そうした行動も自分の一部分ですので、それを攻撃しても仕方がないのです。

ただ、その偽我が暴走しないために、フォース（真我）の自分の存在を知り、いつもフォース

（真我）に応援されるような自分でいるように心がけると、偽我が暴走することがなくなります。

たとえば、次のように考えてみたら、わかるかと思います。

わがまま盛りの小さな子供が、お母さんに「もっとお菓子がほしい」と駄々をこねたとします。そのとき、本当に正しく子供の成長を考える親ならば、これ以上甘い物ばかり食べさせては体に悪いので、「きちんとご飯を食べて健康になれば、あなたの夢が叶うのよ。これぱっかり食べてたら体を壊し、幸せになれないんですよ」と諭すことでしょう。きちんと説得すれば、騒いだり、恨んだりすることはありません。

しかし、子供がどうしてももっとお菓子がほしい、と騒いでいるときに、蹴飛ばして、うるさいわね。あんたなんかにかまってられないのよ」なんていったら、子供はますます泣き叫び、それが傷になって、ずっと親を恨むことになるでしょう。

「私なんかもう死んだほうがいい」とか「いなくてもいい存在なんだ」とか「こんな自分が嫌が」と思っていると、自分で自分を攻撃するので自律神経が乱れ、さらに自己免疫が自分自身を攻撃してしまい、その結果、何らかの症状が体に出てきてしまいます。

ですから、自分の嫌な面や見たくない面を見たときには、大人になって愛のある自分が昔のつらかった自分を癒していくことが大切なのです。

それが難しければ、フォース（真我）の存在に癒していただくことです。本当のつらい自分をわかってもらえるのは、最終的には自分しかいないのです。私たちは皆、フォース（真我）と偽我の両方を合わせもって生存し、生きているのです。

●感謝と希望を忘れずに

誰にでも内在する偽我（マインド）を上手に教育し、偽我（マインド）にふりまわされず、フォース（真我）の応援を得ながら生活された方が聖者と呼ばれているのです。その方々も、偽我（マインド）を完全に消し去ったわけではなく、フォース（真我）の応援が得られるようになっているので、ただっ子である偽我（マインド）は素直になり、おとなしくしているということなのです。ですから、どんなことにも感謝の心をもって接していれば、偽我（マインド）も暴れようがありません。そういうことをよく理解された上で、言葉をつくっていくといいのではないかと思います。

前に、自分の肉体は借り物なのだ、ということを申し上げましたが、なかには先天的に身体障害者としての肉体をもって生まれてくる方もおられます。本人のカルマの問題もありますが、あの世から出るときに自分でどのような肉体を選ぶかを決めて、母親のおなかの中に入っています。

障害をもった体で生まれた方は、何らかの目的や役目があって、そのような体を選んでいるのです。

人によっては同じ障害をもった人々を勇気づける役目かもしれません。そのような障害があっても前向きに生きている人の場合は、その生き様を見て、健常者が勇気をもらえることもたくさんあります。どんな人にも、必ず命の意味や役目があるのです。

私が、病気の問屋状態の自分の原因を知るために瞑想をしているとき、なぜ自分がこのような肉体を選んだのかがよくわかりました。私がこのような虚弱体質でなければ、今のような研究はしていなかったと思います。あきらめないで一つひとつ病気を克服していった結果、年々、体が丈夫になっていきました。

毎日忙しくてあまり睡眠時間もとれていないのですが、よく体がもつなあ、と自分でも驚くぐらい丈夫になっています。昔の自分だったら、一晩徹夜しただけで三〜四日は寝込まなければ体調を戻せませんでした。

誰でも聖なる存在や真我とつながればつながるほど、自分の中にエネルギーが入ってくるので、疲れにくい体になります。以前、私が治療家だったときは、今のようにまだ聖なる存在やフォース（真我）とつながっていなかったので、必死でこの方を治さなければと、自分の気力だけを使って治療していたので、すごく疲れました。

今はただ自分が空っぽになって、ただフォース（真我）に任せているだけなので、疲れるということが少ないのだと思います。肉体的には長時間立ったまま治療をすれば、その肉体的な疲れがあったとしても、精神的な疲れはないのです。

治療家であって、人を癒すために他の人に対してヒーリングをおこなったときに、疲労感を感じる場合は、フォース（真我）とつながる時間を増やす方がいいでしょう。フォース（真我）から離れれば離れるほどエネルギーがなくなり疲れてしまいます。呼吸法や瞑想を毎日していただきたい理由はそこにあります。誰でも呼吸法や瞑想をおこなっている間は、フォース（真我）とつながっていられるからです。

日常の中で毎日おこなっていただく呼吸法を、瞑想と合わせてすることで、すばらしい効果を体験できます。さらに、日常の呼吸のときにも祈りながら呼吸をすることをおすすめします。

今の呼吸は今の自分を支えてくれているのですから、「フォース（真我）さん、ありがとうございます」と思いながら空気を吸い、肉体に対して「日夜、働いてくださってありがとうございます」と思って息を吐いていれば、呼吸のたびに祈ることになります。

そのように自分の習慣を変えていくと、疲れ方も変わっていくことを体験していただけるでしょう。

●圧迫骨折も自力で治す

最後に、わりと最近の私の体験をお話しさせていただきます。

私は、四年くらい前にインドの仏跡巡りに行って、腰を圧迫骨折したことがありました。バスに乗ってすごいガタガタ道を走っていたとき、いちばん後部席で横になって寝ていた私は、いきなりドンと天井のほうに飛ばされて下に落ちたのです。

もう息ができなくなりそうなほど痛くて、うずくまってしまいました。後で聞いたところ、私か座っていた最後尾のイスだけにスプリングが入っていなくて、下がベニヤ板で、そこに薄いクッションを乗せているだけだったのです。日本では考えられないことです。

そのときは圧迫骨折とは知らず、ぎっくり腰か打ち身ぐらいに考え、とにかく打った後は車イスで移動しました。

旅の最後の日程のときでしたので、二日間、横になって必死で呼吸法をして、一回だけアーユルヴェーダの病院で温湿布のようなものをしました。そうとうひどかったようで、日本に帰るために空港へ向かうときも普通に歩けず、杖のようなものをついて歩き、やっと帰国しました。帰宅すると高熱が一週間も続きました。

私が今の仕事を三十年近くしていて、初めて一週間も休みました。それまで自分から仕事をキャンセルしたことは、まったくありませんでした。たびたび述べさせていただいたように、私は腸、肝臓、腎臓、アトピー性皮膚炎、近視のほか、腱鞘炎と四十肩などを、細胞との対話や温熱療法、食事療法などで治しました。

風邪をひいても断食をすれば治ることを知っているので、自分で治します。また普通だったら救急車を呼ぶことになるはずの腸閉塞も、意識が遠のくなか、原因がわかっていたので自分で対処して治しました。

しかし腰痛だけは動けないので、どうしようもありませんでした。車イスで講演もできないので、そのときの仕事だけはキャンセルし、早く治すために断食をし、毎日、細胞と対話して、一週間で仕事に一応戻れるようにはなりました。

でも、その時点ではまだ自分が圧迫労折だということを知らなかったのです。私の場合、病院へ行っても薬や麻酔が使えない体なので、検査くらいしかできないため、よほど信頼できるお医者さんのところにしか行けないのです。

半年後、なんとか普通に行動ができるようになってから、そのときインドのツアーでご一緒させていただいた久留米の下津浦病院の下津浦先生に腰を診ていただきました。温厚で人格者でもある下津浦先生は、西洋医学の医師でありながら、東洋医学も取り入れ、さらにオーリング（患者さんの筋肉の反射の反応を見ながら患者さんの体の具合を診断する方法）を使って、患者さんのいま病んでいる部分を探していくホリスティック医療の最先端を行く先生です。

薬を受けつけず、科学的検査も苦手な私でも、下津浦先生のところでは安心して検査をしていただけます。そして私の腰を診ていただいて、レントゲン検査をした結果、腰を圧迫骨折していたことがわかりました。これまでよく普通にしていられたと、先生もびっくりしておられました。

私はさまざまな病気やヶガを体験してきましたが、自分自身の体の中に治る力があることもたくさん体験させていただきました。

ですから、今なかなか治らない病気をもっている方も希望をもってください。

私のような病気の問屋状態の体が治ったのですから治らない人はいない、と私は確信できます。

ですから、皆さんには希望をもっていただきたいと思います。

希望をもって「絶対治る」と信じ、祈りの言葉をつくっていただけたらと思います。

第3章

心と体の断捨離の方法

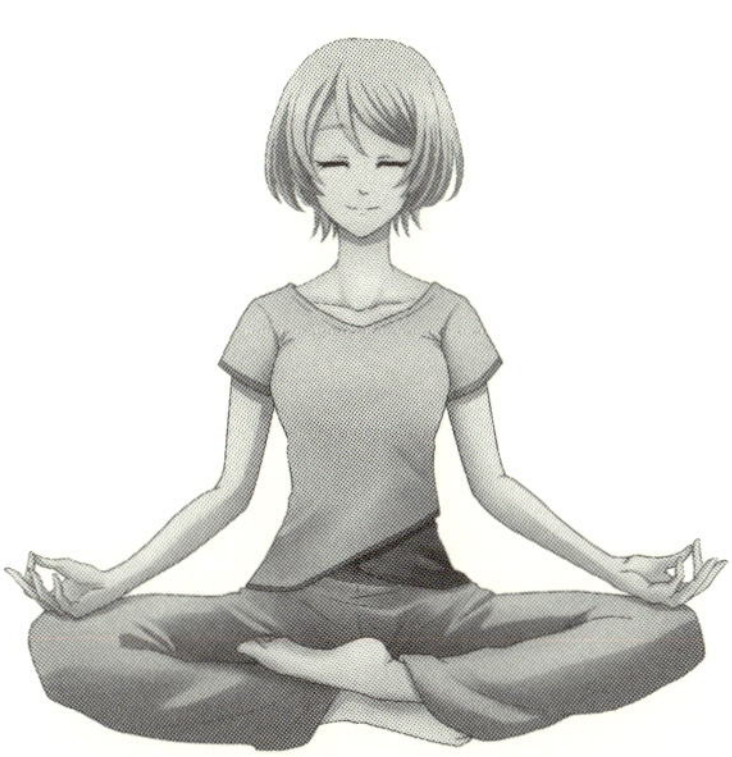

【1】免疫力の向上とひまし油湿布

●風邪の治し方

体が不調だった頃の私は、一年に何度も風邪をひいていました。

それで、私はどうしてこんなに免疫力が低いのか、と疑問をもち、原因を克服するために食生活を改善し、さらに呼吸法をおこなうことで免疫力が上がりました。

今では、まわりの人が風邪をひいていても、私はひかないですむような体になりました。

ですから、いくら体が虚弱体質でも免疫力は上げられるということを、私は証明できたのだと思っています。

風邪をひきそうになったら、早い段階で対処することが肝心です。現代人の風邪の原因の一つは過労です。そして睡眠不足、食べすぎ、飲みすぎ。そこに冷えが加わると、風邪をひきます。ですから、その原因を全部取り除けばいいのです。

では、どうしたらいいかというと、まず食を断つことです。

風邪をひくと、ほとんどの方が逆のことをされているようです。しかし、風邪をひいたときは全身が過労状態で、胃腸の調子が悪くなっているので、食べずに内臓を休めるということが大切なのです。誰でも三日くらいは食べなくても大丈夫です。その間、水分はいくらとっても構いません。お茶はカフェインの入っていないものを飲みます。

おなかが空いてしょうがない人におすすめなのが黒豆茶です。大豆サポニンが入っており、納豆やお豆腐を食べているのと同じですから、けっこうおなかがいっぱいになります。

断食中、それを飲んでいると、全然おなかがすきません。あとは蜂蜜です。

おなかが空いたら、カフェインの入らないハーブティーなどに溶かした蜂蜜を取ったり、そのままなめたりします。すると、すぐに空腹感がおさえられます。そして蜂蜜には体に必要なミネラル分やビタミンが入っていますので、何も食べなくとも三日くらいでしたら普通に動けます。

とにかく徹底的に体を温めることです。靴下は三枚以上履いて、足の裏に、二枚目の靴下と三枚目の靴下の間の部分に、小さい使い捨てカイロを貼ります。そして夜には腰湯か足湯もします。仕事中には足の裏に使い捨てカイロを貼っておくのです。

体が温かくなって、上に上がっていた血が下がります。そうすると、頭痛や風邪で頭がボーッとしていたのが治まってきます。とくに熱が出ているときには、こうして足に熱を集めることで、熱がスーッとひいていきます。それから呼吸法を一日、何回かに分けて百回以上おこないます。こうすることで、免疫力がぐんと上がります。

「栄養不良だから風邪をひく」などと言われますが、人間の体は不思議なもので、断食中に風邪をひく人はほとんどいない、と言われています。

また気温が低くて寒いから風邪をひく、というものでもありません。寒いからひくのであれば、アラスカやカナダの方は終始ひいていることになりますが、そんなことはありません。寒くても免疫力がうまく働いていれば、風邪はひかないということです。

ですから、風邪をひいたらよく体を温め、空腹にすることを心がけることです。

風邪ぐらいなら、薬を飲まずに自分の免疫力を上げて治すことで、人間の体の中にある治癒能力を信じることができるようになるでしょう。

●免疫力を上げる「ひまし油湿布」の作り方

免疫力を上げるには、リンパの流れを良くするということも大切です。

体を温かくすればリンパの流れもよくなります。リンパを自分で活性化するには、アメリカ最大の霊能者と言われた故エドガー・ケイシー（一八七七〜一九四五）が多くの方にすすめた方法として「ひまし油湿布」があります。これは簡単で自宅でできるので、ぜひ試していただきたいと思います。

まず必要なのは綿フランネル（以下「ネル」と表記）の布地とサランラップとバスタオルと純粋なひまし油です。ひまし油は安いものですが、どこの薬局へ行っても純粋なひまし油を売って

『ひまし油湿布』の作り方

1 サランラップを2,3枚重ねる。

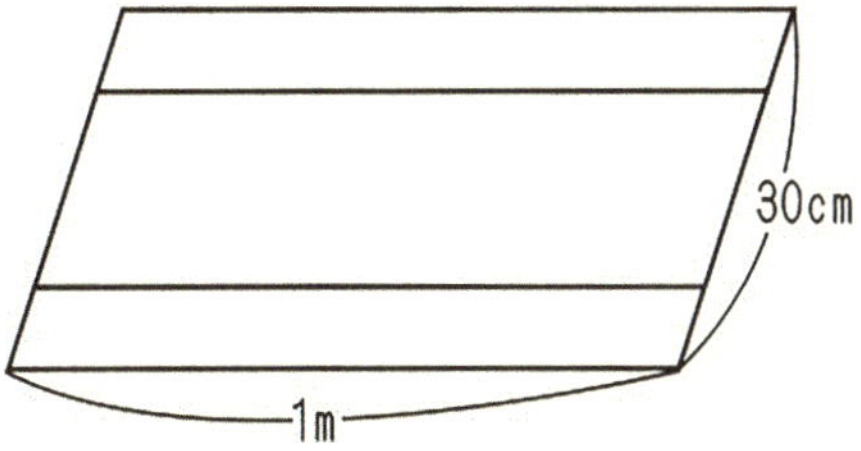

2 その上に、綿フランネルを置く。

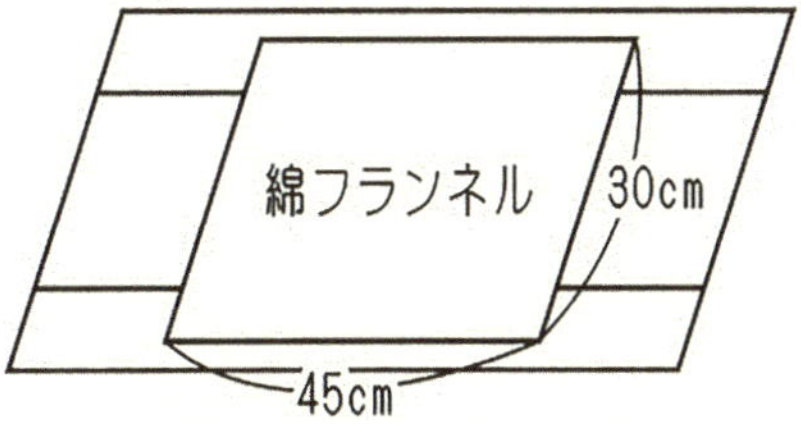

3 ひまし油を50cc～100ccくらいたらす。

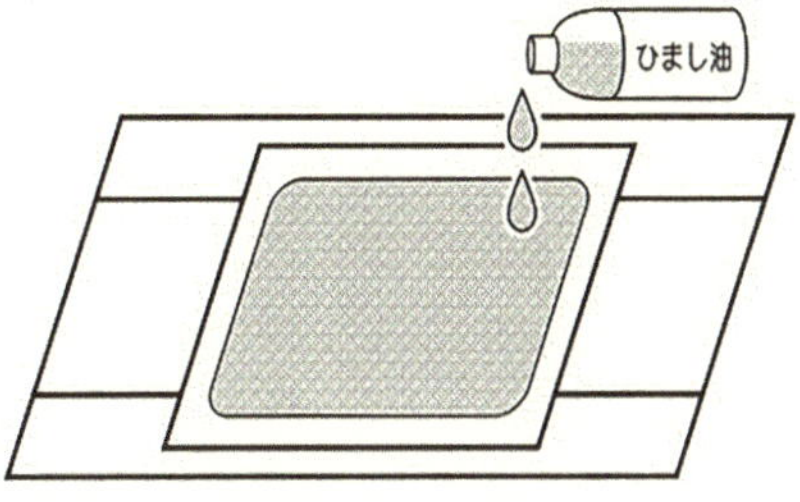

オイルが漏れないように、ネルの縁から約3cm空けて、内側にたらしてください。

いる所はないようです。エドガー・ケイシー治療関係の商品を扱っている店には必ずあります。

作り方は、縦三〇センチ、横一メートルくらいになるようにサランラップを二、三枚重ねていきます。そして、サランラップを重ねて広げたその上に、縦三〇センチ、横四五センチくらいのネルをおき、そのネルにひまし油を五〇ＣＣから一〇〇ＣＣくらいたらします。そのひまし油がしみ込んだネルの布とサランラップを合わせた状態で、右の盲腸のあたりと、肝臓、そして右の腎臓にネルがかぶさるようにして腹巻きのように巻きます。その上に、オイルが洋

『ひまし油湿布』の貼り方

右側の腎臓、盲腸のあたり、肝臓にネルが被さるようにして腹巻のように巻きます。
オイルが洋服につかないようバスタオルを巻きます。
オイルがつかないようバスタオルを巻き、最低2時間以上おきます。

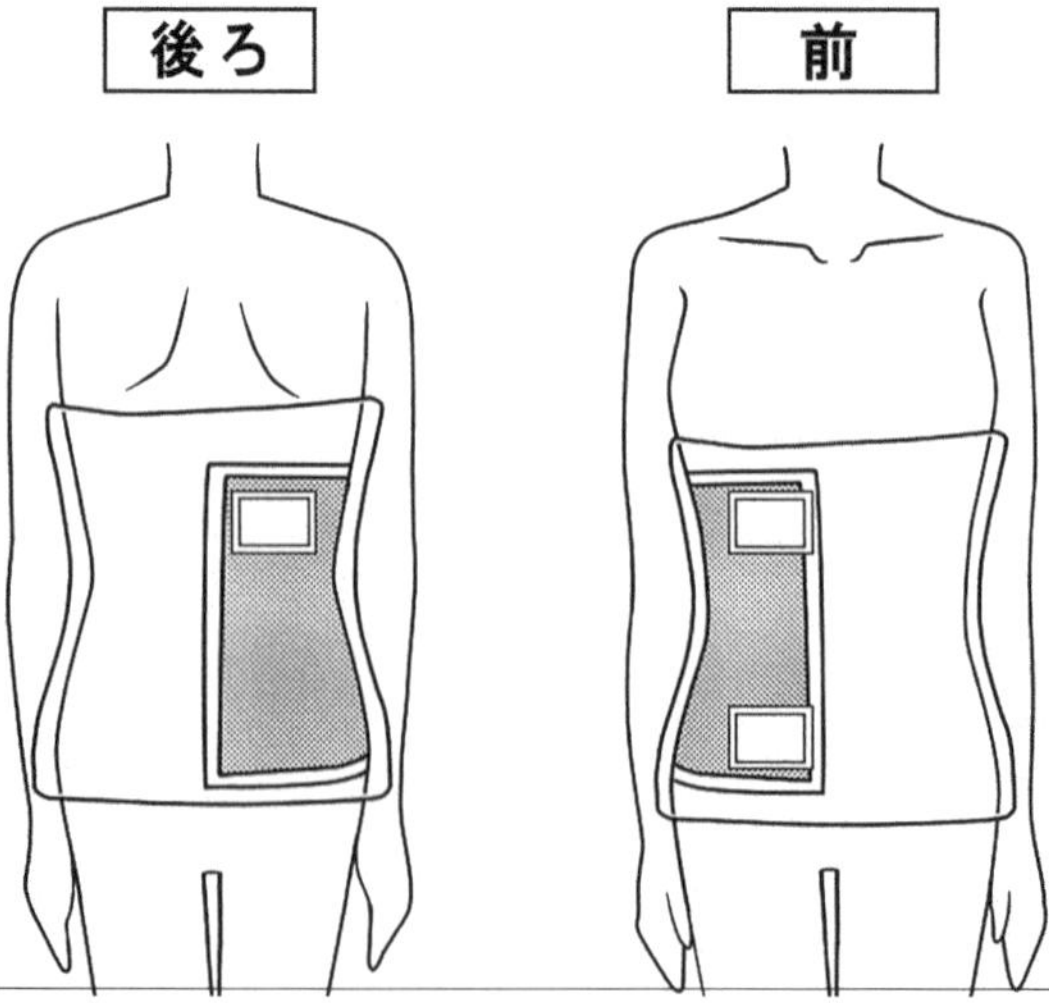

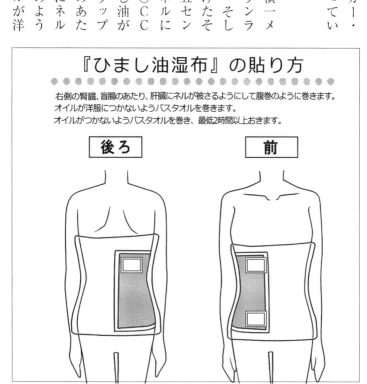

服につかないようにするために、バスタオルを巻きます。

そして、そのバスタオルが落ちないように、安全ピンで何個所か留めます。そして、大切なのはそのネルに含んだひまし油に熱を加えることなのです。

そのために右側の腎臓のところと、右側にある盲腸のあたりと、肝臓のあたりに、四角い使い捨てカイロを貼ります。つまり合計三枚貼ります。使い捨てカイロを貼ったその上から洋服を着ることになります。あまり人に見せられるような格好ではないのですが、そのまま最低二時間以上おきます。そのまま寝ても構いません。二時間待つのがつらい方は、寝るときにおこなって、朝起きて取ればいいのです。

そのサイクルは、三日間おこなったら、四日休みます。ちょうど一週間のサイクルになります。そして、次の週の初めにまた三日おこなったら、四日休むのです。週末にするのでしたら、金曜日におこなって、月火水木を休み、そのサイクルを三回連続しておこないます。それで、しばらく休みます。それをワンクールと言います。

慢性病の症状がひどい場合は、そのワンクールを三回ぐらい繰り返すのです。ワンクール終わった後はIヵ月くらいおいて、また繰り返していきます。

このひまし油は、昔は下剤として使われており、とても解毒作用があります。これは「ひま」

という葉っぱからつくったオイルで、「ひま」というのは神の手という意味があり、癒し効果があると言われています。

このひまし油に熱を加え、右の盲腸のあたりと右の腎臓、肝臓の三ヵ所にしみわたらせることで、リンパの流れが活性化されます。右の盲腸のあたりにはリンパの活性化を促す場所（パイエル板）があります。そのために、そのパイエル板にひまし油のしみ込んだネルを当てるのです。美肌を求めている人やアトピー性皮膚炎、慢性病にもとても効果があると言われています。また私たちの体の毒素を分解する場所である肝臓や腎臓にもひまし油がゆきわたることで、肝臓や腎臓が活性化され、毒素が速やかに排泄されていくのです。

このひまし油湿布は解毒作用がありますので、他にも喘息や腫瘍、ガン、関節炎とか便秘症、もちろん冷え性などにも使われており、このひまし油湿布でいろいろな病気から解放されたという声は多く聞きます。

これは、簡単で痛くもつらくもないし、その湿布用のネルを一度つくれば、それを三回くらいまでは繰り返し使うこともできて経済的でもありますので、ぜひ試していただきたいと思います。

【2】心と体が癒される食事法

次に、癒しのための食事ということについて述べたいと思います。

●良い食事とは何か?

まず、食事内容の良し悪しについては、人の体質によって違ってきますので、食べ物自体に善悪はない、と私は考えています。肉体労働をする人とデスクワークをする人とでは、当然、とらなければならないものも違うでしょう。

ところが現代はそういうことも教えずに、栄養ばかりを重視し、これを食べなければいけない、あれを食べなければいけないと、頭で判断してしまいがちです。

自分の体にとって、どういう食べ物が合っているのか、適量はどれくらいなのか、という認識がとても不足しているように思われます。

ましてや学校でもどこでも、その人にとっての適食を教えてくれないので、私たちは自分で自分に合った食べ物を知っておく必要があります。そのためには、呼吸法をしっかりおこない、心の浄化をしていくことが必要です。そうすると体のセンサーが働き出し、自分の体に合うもの、合わないものがわかってくるようになります。

私の提唱している瞑想呼吸法を毎日おこなって、痩せる方が多くおられます。それはもちろん呼吸法の効果でもあるのですが、呼吸法によって体のセンサーが働き出して、味覚が変わってしまい、自分の体に合うものしか美味しく感じないようになっていくことも、痩せることを助けています。つまり、正常な味覚になるのです。

私たちの体は味覚が正常になると、必要以上に食べることもなくなります。そして、本来人間にそなわっている本能が戻り、自分の体に合わないものはマズいと感じるようになります。現代人はその本能が鈍っているのです。それで、いろいろな食事療法の本を読んでは、あれがいい、これはよくない、と頭で考えて食べているのです。

健康番組を見ればさかんに、あれを食べると何々に効く、これを食べると健康で痩せていく、と言っています。逆に、食事の量を減らしましょうとか、断食をすすめる、という話はめったに出てきません。テレビは、メーカーやスポンサーが関わっているので、それでは売り上げものびず、広告にならないからでしょう。

確かにテレビで断食や小食のすすめをする番組には、たぶんスポンサーはつかないと思います。それはスポンサーにとってメリットがなく、食品もお茶も薬もサプリメントも売れなくなってしまうからです。

多すぎる健康情報に多くの方が逆に迷ってしまい、健康に対してある程度の知識をもっていないと、何を判断基準にしたらいいのか、わからないでいるのが現状のようです。

●味覚センサーを取り戻そう！

原則は、自分の体のセンサーに忠実に耳を傾けることです。

それがいちばん無理なくできて、続く方法であり、お金もかからないのです。

その体のセンサーを磨くために短期間で簡単にできるおすすめの方法は、リンゴダイエットか蜂蜜ダイエットです。仕事をしながらでもできるので、まずは三日間、実践してみることをおすすめします。やり方については、後述しますが、私が以前に出版した（『やせる！　リンゴダイエット』マキノ出版）にも、詳しく書いてあります。

三日間、食事を取らず、リンゴか蜂蜜だけにすることで、味覚センサーが白紙状態になり、舌の感覚が赤ちゃんのときと同じようになります。生まれたての赤ちゃんの舌はまだ自然の状態ですが、その後の親の食事の与え方などによって味覚が決まってしまいます。

韓国やインドで育った人などが辛いものを好むのも、そういう背景があり、味覚は麻痺していきますから、それを本来の状態に戻すとなったら、いったん白紙にするしかないのです。塩分や刺激物をとっているかぎり、味覚は元に戻らないのです。

ですから、調味料などもいったん全て断ってみてください。すると、食事は薄味でも本来の美味しさを感じることができるようになります。

私が開発した、お塩も調味料も何も入れないで飲む野菜スープがあります。とても好評なのですが、なかには何の味も感じないので飲めない、という人がいます。味覚センサーが狂っていると、味付けをしてないものを味がなくてマズい、と感じてしまうのです。

本当はまろやかで、甘く、野菜のすばらしい味があるのですが、それが感じられなくなっているのです。一度、そういうスープを飲んでみると、今の自分の味覚がどんな状態かがわかります。

体の悪い人は、往々にして体に悪いものが好きなようです。私も昔、体が悪かったときは、肉と甘いものばかりを食べていました。外へ出かければ、ハンバーグ、ステーキ、カツ丼、そういうものを好み、野菜や果物は大嫌いでした。

体というのは本当に悪くなると、悪いものしか受け付けなくなります。

お汁粉にはお餅を入れても味がしないので、お餅ではなく羊羹を入れていました。羊羹を入れてはじめて甘く感じるという、そのくらい私の味覚は麻痺していたのです。

太る人は脂肪分の多い、太りやすい食べ物が好きです。ですから、太る体質を変えたいのなら、味覚をまず正常にしなければ体質は変わりません。私たちの味覚が正常になると、我慢せずに、自分の体にいま必要な食べ物が好きになり、痩せることをイメージして、痩せると決めると、太る食べ物が食べたくならないので、自然に痩せていくことができるのです。理論を知るよりも、自分の味覚センサーを正常に戻すことを優先したほうが、体に無理がなく確実な効果が得られます。

そのためには、リンゴダイエットか蜂蜜ダイエットを三日間、まだ一度も試したことのない人は、ぜひ体験してみてください。仕事をしながらでもできますので。

●味覚を取り戻すためのリンゴダイエットと蜂蜜ダイエット

では、その方法についてご説明いたします。

リンゴダイエットは、三日間、リンゴだけを食べます。いくつ食べても構いません。一日に二十個でも三十個でも大丈夫です。ところが人間の味覚というのは面白いもので、一つのものをそんなに多くは食べられないようです。

空腹感に耐えられないと思う人は、部屋にリンゴを並べておくといいでしょう。いつでも食べられるような状況にしておくと安心するものです。

蜂蜜ダイエットは、一日にコップ一杯（二合くらい）ぐらいの蜂蜜をなめたり、ハーブティーに溶かして飲むようにします。このとき必ず純粋な蜂蜜を使います。純粋な蜂蜜には糖質の他にミネラルがたくさん入っているので、他のものを食べなくても体が疲れにくくなります。

仕事のときなどはタッパーに入れて持ち歩けば、外でも手軽にとることができます。コップ一杯の蜂蜜は多すぎるのではと思われるでしょうが、それでも毎日、確実に一キロずつ減っていきます。甘いから太るというのは間違いなのです。

太る原因には、排出しなければいけない水分をため込んでいるむくみがあげられますが、これをおこなうことによって、余分な水毒がどんどん体外に出始めます。

満腹まで食べても大丈夫、という意味では、リンゴダイエットのほうが、おこないやすいかもしれません。しかし、蜂蜜のほうが糖分が多いため満腹中枢が刺激され、意外と空腹感に苦しむことがありません。両方を試し、自分に合ったほうを選ばれたらいいと思います。

リンゴダイエットも蜂蜜ダイエットも、三日終わった後の復食をきちんとする必要があります。リンゴの場合、四日目は一日中お粥のみを取り、蜂蜜の場合は四日目と五日目の二日間をお粥にします。

●自分の体で適食を見分ける

体のセンサーを正しく働くようにするには、これらのどちらかを三日間おこない、それと並行して瞑想呼吸法をおこない、さらに心の浄化をすることです。この三つを並行しておこなっていただければ、人間として本来備わっている、体に良いものと悪いものを見分けるセンサーが身についてきます。

三日間、このダイエットを試した後にスーパーやコンビニに行ってみたら、よくわかると思います。商品の前に立っただけで、自分の体に合うものかどうかがわかります。手に取りたいと思うものと、思わないものが出てくるのです。私たちの体は何か自分にとっていいのかを知っている、ということです。

人間に飼い慣らされたペットは別として、野生の動物にはそうした本能があります。ですから、適量以上は食べないし、自分の適食以外のものはいっさい食べません。ライオンはどんなにおなかがすいても、草を食べません。ゾウはどんなにおなかがすいても、ウサギを食べません。それは本能で自分の体に合う適食がわかっているからです。

人間も本来、その本能をもっているのですが、味覚を狂わす添加物や味付けの濃いものを食べているうちに、正しい味覚が狂い、食事に対する直感的な本能が鈍ってしまっているのです。それをまず取り戻すということが肝心です。

●食事療法の良し悪し

人間にとっての適食は何か、という基本的なことを知っておいたほうがいいと思います。私も体が弱かったときに、食事療法をたくさん研究しました。

マクロビオティックに栗山式、他にもいろいろとありますが、それらの療法を実際に体験したところ、どれも一長一短ありました。どの療法もその食事が本人に合った場合はとても効果を発揮するので、それぞれの療法にはファンもたくさんいるのです。つまり、自分の体質に合うかどうかです。

たとえば、マクロビオティックは塩分が強めなので、私のような腎臓の悪い人には少々負担があり、また、とても喉が渇きます。マクロビオティックでは塩分は陽性と考え、病気の体は陰性が多いので、陽性のものをたくさんとった方がいい、という理論にもとづいています。それに合った体質の方は、マクロビオティックで健康を取り戻しています。特に、西洋人の体質改善には効果を上げています。私の場合は、塩分が強いと腎臓に負担がきてしまい、続けるのが難しかったのです。

逆に、調味料はいっさい使用しないで調理をする食事療法もありました。

また、お医者さんの故・甲田光雄先生がすすめていたのは、すべて生食で食事をとる、という方法です。玄米まで生で食べるのです。私も試しましたが、味覚は無視されているように感じました。玄米を生で食べても、まったく美味しくはありません。

それとミキサーで青野菜を砕いてつくった青汁を飲むのです。病気をどうしても治したい、との強い意志がないと、続けられないと思いました。

多くの方にとって、食べるということは楽しみでもあると思います。美味しく感じなければ唾液も出ないし、消化酵素も出ないと思います。ですから、甲田先生のところを訪れる方のように、末期ガンなどで死ぬか生きるかというところで食べ物を薬として捉えるのであれば、体を治すとても良い方法だと思います。

実際に、その療法で病気が治った方がたくさんおられます。そこまでせっぱつまっていないが健康を望む方は、食べ物は楽しみでもあるので、美味しく食べて健康になれる食事をされたほうが続くのではないでしょうか？

●人間にとっての適食とは何か

では、人間にとっての適食とは何でしょうか？

それは、歯型を見れば人間は何を食べるべきかわかる、ということに気づきました。

私たち人間の歯はどのようになっているのかというと、六割が臼歯である奥歯です。臼状の奥歯は穀物をすりつぶすためにあります。お米、パン、おそば、うどん、パスタなどがそれに当たります。私たち日本人の奥歯は、穀物を人間の主食としてとることに合っている、ということです。

あとは、八本の前歯が野菜や果物を噛むための歯で、これが約三割です。そして、残りが四本の犬歯です。犬歯というのは、肉や魚など動物性食品をとるための歯です。ライオンやオオカミの歯はすべて犬歯です。

昔の私は何も知りませんでした。菜食が良いと思って試していた頃、ネコにもいいだろうと思い、一生懸命ネコに玄米を食べさせたところ、成長しきれないで未熟なネコになってしまいました。結局、ネコは肉食なので玄米を消化できなかったのです。かわいそうなことをしてしまいました。ですから肉が良いとか悪いとかいうことではなく、人間にとっての適食を取ることが体に負担がかからない、ということになるのです。

つまり、私たち人間の適食は、六割の主食である穀物、三割の野菜・果物、一割の動物性食品ということになります。そうして考えてみると、日本本来の和食というのは、とても理想的な食事だということになります。

●一週間の断食合宿

私は、乱れた食生活が原因で内臓が弱り、味覚も完全に狂っていました。私の病気は病院へ行っても治る病気ではなかったので、このままではどうにもならない、と考えていましたところ、十九歳のときにヨーガと出会いました。

そのヨーガと出会って初めて食事の大切さ、呼吸の大切さ、ストレッチをすることの大切さなど、いろいろなことを総合的に学びました。

その頃、ヨーガの道場は日本に一カ所しかなかったのですが、たまたまそこへ行って合宿生活をしました。食事は当然、マクロビオティックの玄米菜食が出て、当時の私の家では食べたことのない食事ばかりでした。

その食卓に並んだ、きんぴら、おから、ひじき、玄米などは、全部黒っぽくて美味しそうに見えず、少しも食欲をそそらないのです。当時の私は味覚が異常になっていたために、体に良い食べ物は受けつけないような体になってしまっていたのです。

それで、その道場の主催者のヨーガの先生に「全然、食べる気がしないのです」と訴えたところ、「そうですか、あなたが食べる気がしなければ、本当におなかがすいていないのだから、今日から断食しなさい」と言われて、急に一週間の水断食を命じられてしまいました。そう言われてしまったので、仕方なく初めての断食をすることになりました。

蜂蜜やリンゴがあれば断食はまだ楽です。しかし、十九、二十歳でなんの準備もなく、水だけで断食をおこなうのはかなりきついことでした。

一日目は大丈夫でしたが、二日目、三日目ぐらいからものすごくおなかがすいて、夢は食べ物のことしか出てこないのです。しかし長年、異常味覚だったのが、断食をして初めて正常性を取り戻してきたのです。

●潜在意識に働きかける

断食中は雑念が湧きにくいので、「自分はこうなりたい」という意識がストレートに潜在意識に刻まれやすくなります。そうすると、もともと潜在意識は良い悪いの判断をしないので、「こうなりたい」という思いが深く潜在意識に刻まれることで、その願いを実現するための方法がインスピレーションとして伝わってきます。つまり、その願いを実現するための具体的な方法を教えてくれるのです。

食生活を見直すとき、ほとんどの方は栄養学で良い悪いを判断しています。しかし、そういうことは我慢を強いられるので、またどこかで爆発してしまうのです。食べ物は嗜好品でもあり楽しみでもありますので、良い悪いで選択していると必ずストレスになります。

ですから、いちばん楽な方法は、自分がどうなりたいかという具体的なビジョンを自分の潜在意識に描くことです。そのビジョンをしっかり潜在意識に刻むことで、潜在意識の奥にある真我の英知が開花し、自然と良い方向に導いてくれるのです。

そうすると我慢することもなく、体に良いことが自然にできるようになるので、継続が可能となります。食生活は一生続くことですから、我慢していたのでは続きません。

ダイエットした人が結局、リバウンドするのは、我慢をしながら食事制限をするからなのです。それでは、いつまでたっても同じことの繰り返しです。

当時の私は「とにかく健康になる」と決めて、健康になった姿を想像していました。そのことばかりを断食の一週間、ずっと思い続けていました。そうしたところ、健康なイメージが私の潜在意識に刻まれたようでした。その頃はまだ今のように精神世界の知識もなく、正式な瞑想法も知りませんでしたが、潜在意識に健康のイメージを繰り返し入れたことで、異常だった味覚に変化が起きはじめたのです。

●大好きなお肉が食べられなくなった

断食が終わる頃になると、体には良くても今までは自分が嫌いだった食べ物が食べたくなる夢をみるようになりました。先ほども述べましたように、それまでの私は野菜が大嫌いで、肉と甘いものが大好きだったので、外食のときはいつもステーキやカツ丼、ハンバーグばかり食べていました。

ところが断食をすると、本来の自然な本能が目覚めてきます。人間はもともとこういう食べ物を要求しているのだ、とわかるようになるのです。

まず、主食のお粥やご飯類のデンプン質が食べたくなります。その次に野菜でした。断食の後は生野菜ではなく煮野菜をとります。和食の煮物、カボチャの煮たものや、いろいろな煮付け、おひたしなど、そういった野菜がとても食べたくなりました。あとは味噌汁やお吸い物などでした。

強い空腹を感じると、動物性のものは全然ほしいと思いません。本当に不思議なことですが、あんなに大好きだった肉を、まったく食べたいと思わなくなったのです。私の潜在意識は、当時、腎臓が弱っていた私には、肉が腎臓に負担であることを知っていたのです。私はそのとき、断食すれば自分の本能がよみがえるのだ、ということを知りました。

一週間の断食の後は復食に入るのですが、断食の前には食べる気になれなかった体に良い食事が、今度は本当に美味しくて、「こんな美味しい食べ物が世の中にはあったんだ」と思えるようになりました。やっと味覚が正常に戻ったのです。

いま世界中で日本食が体によく、ダイエットになる、ということで注目されています。日本食はバランスがとれており、日本人の味覚は繊細であったので、体に良い食事を昔の人はとっていたのでしょう。しかし西洋の文化が入ってきてからというもの、私たち日本人も肉類を食べる機会が増えてしまいました。

動物性の摂取が多くなると腎臓などに負担がかかり、また、消化吸収にも時間がかかります。運動をしている方や肉体を使うお仕事の方ならいいのですが、普段はデスクワークなどであまり体を動かさない人が動物性食品を多くとると、体が疲れやすくなります。

一週間の断食以来、今では人間にとっての適食と考えられる食べ物の比率で食事をするのが、いちばん美味しく感じられます。いちばん好きなのがご飯、そして野菜や果物も好きで、あとは魚を少々とるぐらいです。

肉は私の体に合わないとわかりましたので、外食で汁などに出汁として入ったものを仕方なく口にすることはあっても、それ以外は鳥も豚も牛も羊もいっさい食べません。別に我慢しているわけではありません。甘いものは肉ほど嫌いにはなりませんでしたが、あれほど甘党だったにもかかわらず、以前のように過度に甘いものは食べられなくなりました。

このように潜在意識の応援を得ると、我慢することもなく、自分の体に合わないものを食べたくなくなります。本当に真我はすごいと思いました。私は健康になろうと決めただけです。他の方が肉を食べているのを見れば、食べられる人は幸せでいいなと思いますが、自分は絶対に食べたいと思わないし、体が拒絶するのです。

ただ、感覚が麻痺して肉を食べている人もいるかもしれません。体はボロボロなのに、肉がやめられないという人もいますし、アル中の方はお酒が体に悪いとわかっていても、飲まずにはいられません。体というのは毒が多くなるほど、毒を要求するようになっていきますから、とても怖いのです。ですから、体のセンサーをきちっとしなければ健康になれないのです。

我慢するとなれば続かないでしょうけど、自分の体のセンサーが正常になることで、適食がわかり、自然と先ほど述べた歯型の比率どおりの食事のバランスが好みになっていきます。そうなったら、センサーは確かだと思っていいでしょう。

●腹八分に医者いらず

これはもう当たり前のことですが、腹八分目の量で食べるということが大事です。昔から「腹八分に医者いらず」という言葉がありますが、どんなに体に良いものでも、満腹で動けなくなるほど食べてしまっては、結局、体には良くありません。内臓が疲れてしまいます。「腹六分に病なし」とも言われます。腹八分は美味しいな、良かったなという程度の量ですが、腹六分というと、まだあと一食ぐらいは食べられるかな、という程度の量です。

昔から仙人は霞《かすみ》を食べて生きていたと言われていますが、インドや中国の山奥にいる仙人は、訓練によって本当に木の実やわずかな果物を食べ、あとは呼吸法をおこなうことでエネルギーを取り入れているようです。

私がいま一食しか食べなくても一日中お仕事ができるのは、呼吸法をおこなっているからです。呼吸法も何もせずに一食だけというのは、さすがに無理かもしれませんが、呼吸法によって宇宙からのエネルギーが入ってくるので大丈夫なのだと思います。

もちろん、無理をする必要はありませんが、みなさんも呼吸法や瞑想をおこなうことで、三食を食べている方のほとんどが二食にはなります。それまでは三食を食べていた私のところの職員も、アカデミーと関わるようになり、心の浄化と呼吸法を続けているうちに、いつのまにか全員が二食になっています。

以前、私のところで講師をしてくださっていた男性講師の先生二人も、最初の頃は通常、三食の食事をとり、肉も食べていましたが、別に私がすすめたわけでもないのですが、呼吸法と瞑想をおこなうことによって次第に味覚が変わったようです。

三ヵ月後くらいから一緒に食事に行ったときに、「肉を食べなくてもいいのですか」と聞くと、「いや、全然ほしくありません」とおっしゃっていました。我慢ではなく、体が自然とそうなるので、楽に続くのだと思います。

それに、食事が一食や二食になったら、食事の時間や食事代も節約できますので、食料難になったときに、生き延びられるのはおそらく少食の方だと思います。三食を食べなければ生活できない人は、まず最初にダウンしてしまうのではないでしょうか?

ときどき、遭難して三日くらいで亡くなってしまう人がいますが、そのような人は普段、たくさん食べている人なのだと思います。何も食べられないことで、生命の危機への恐怖心がさらに増します。一日食べないだけでイライラし、どうにかなってしまいそうになります。二日食べないと自分は死んでしまうのではないか、という恐怖が襲ってきます。

そして、それらの恐怖で三日も過ごしていると自律神経は乱れ、精神が混乱し、死の恐怖に押しつぶされて、本当に亡くなってしまうのです。一度でも三日間くらいのリンゴや蜂蜜のダイエットを体験していれば、地震が起きようと、飢饉になろうと、一週間くらいは平気で過ごせるはずです。

●コレラ菌と戦ったブラジル断食旅行

私は以前、ブラジルへ行く途中の船の中でコレラにかかってしまい、大変な目に遭ったことがあります。生野菜を食べてコレラにかかってしまいました。後で知ったのですが、その船での食事はものすごく不衛生な水で野菜を洗っていたのです。

私は胃腸が弱いので、高熱と嘔吐で大変でした。小さな船の中ですし、お医者さんもいません。次の目的地に着くのに五日間はかかるので、自分でその間に治すしかありませんでした。しかし断食の体験があったので、これで治すしかないと思い、船を降りるまでの五日間は、毎日ミネラルウォーターを飲みながら呼吸法と瞑想をおこないました。すると、下痢も治まり、無事に帰国できました。

いざというときでも、やはり体験がなければ、なかなかできないと思うのです。日本での最長断食記録者は五十日ぐらいで、その方は水しか口にしなかったようですが、実際に水だけで断食をするというのはとても大変ですし、断食を指導する道場でも入らなければ無理です。また体力がなくなり、ふらふらになってしまうので、ベテランの方以外はお仕事はできなくなるでしょう。

本書の中でご紹介している故・甲田先生は、さまざまな難病を食事で治すというお医者さんです。甲田先生のもとでガンを克服した方の中には、先生の考えられた青汁を一日一杯飲むだけで、何年も生活している方がおられます。実際にその方の体験談を直接聞かせていただきました。その方は、肌がつやつやして元気そうで、何も食事をしていない人には見えませんでした。

そのとき、人間の可能性はすごいと思いました。その方の場合は、「これで大丈夫」という信念が強かったのでしょう。食事の楽しみはなくとも、その方は難病を克服されて元気になっただので幸せなのだと思います。何を選択するかの問題だと思います。実際にそういう方もおられるのです。

●食品添加物や油の扱いにご用心

間食や味付けの濃さにも気をつけましょう。食事代わりにお菓子ばかり食べている大人や子供がたくさんいます。これは体には絶対によくありません。お菓子にはよくない油や食品添加物がたくさん使われているのです。

食品添加物は現代のさまざまな病気のもとだと言われています。日本の場合、それぞれの食品添加物には一日の摂取許容量が決められており、一つの食品に対し、その基準内の量で加えてもいいことになっています。

ところが一日、その一品だけを食べているわけではありません。全部を合わせたら許容量を超えてしまいます。ですから、怖いのです。ここをはっきりと国が教えないために、子供たちは何も知らずに食べているのだと思います。

そして脂肪分です。脂肪にも良い脂肪と悪い脂肪があり、最近、話題の「メタボ」になって、何とかしなければと思っている人が増えています。内臓脂肪は動脈硬化の原因になります。おなかにぜい肉がつくと悪玉コレステロールがすごく増えてしまい、それが動脈硬化を促進させるのです。ですから、おなかに脂肪をつけてはいけないと言われるのです。

その内臓脂肪を減らすのにとても効果的なのが瞑想呼吸法です。私の提唱している瞑想呼吸法は、毎回ヒップを締めることで、呼吸法をするたびに腹筋をしめることになり、内臓脂肪が取れていくのです。

また、油はとても酸化しやすい食品です。同じ油を何度も使い回すと酸化がさらに進みます。とくに外で買う揚げ物は、営業利益を上げなければいけないので、何度も同じ油を使っています。ですから、もし揚げ物が食べたかったら、家できれいな油を使い、できたてを召し上がった方がいいでしょう。

オリーブオイルやココナッツオイルなどのように、酸化しにくく、体に良い油もありますので、そういうものを炒め物のときなどに、積極的に使われたらいいと思います。そのように工夫することで、けっこう脂肪分のとりすぎや油の害から身を守ることができるのです。

●マーガリンに潜む危険

それから、マーガリンの害を知らない方が多くおられるようです。

自然食品店を運営している人でも、マーガリンは植物油なので体に良い、と思っている方が多くいるようですが、アメリカではマーガリンは自然食品から外されています。自然食として扱うのは禁止となっているのです。しかし、日本では禁止になっていないので、いまだに自然食品で売っています。

多くの植物性オイルというのは液状ですが、マーガリンは固まっています。これは液状の植物性オイルに水素を添加して固めているのです。そうすると、植物性オイルの分子構造が変わってしまい、プラスチックのような構造になるのだそうです。それが体に入ってくると有害なものになる、ということが研究で発表されています。その結果を受けて、アメリカではマーガリンは子供に食べさせないようにと多くの方が訴えています。

日本の自然食品の業界が遅れているからなのか、健康食品として多くの店でマーガリンを売っています。それに比べて、バターは動物性の油で、凝固剤を加えなくても、温度が下がれば自然に固まります。ですから、マーガリンを取るなら、バターのほうが体に良いのです。取りすぎてしまえば同じことですが。

また、菜食系の方はバターなどを少し取ったほうがいいとも思います。それで私はときどきバターを使います。インドでは、菜食の多くの方々がギーというバターからつくられるオイルをとっています。ベジタリアンの方でも、自家製のヨーグルトやバターをとっている方は多いようです。バターを使うことで味にコクが出るのです。

●飲み水を見直そう

体に取り入れるものとして、水分の大切さも忘れてはいけません。

私たちの体は七〇パーセントくらいが水でできています。ですから体に入れる飲み水のことを考えるのは、とても大切なことなのです。

水道水は塩素を入れて殺菌してあり、いちおう食中毒にならない水にはなっています。しかし、重金属など、体にとって有害なものもけっこう入っているのです。以前、水を調べる精密な検査機で水道水を調査してみたところ、たくさんの有害物質が検出されました。ですから、簡単にでも浄水してから使うことを心がけた方がいいと思います。

特に腎臓に問題のある方は水の影響は大きいものです。私は腎臓がもともと弱いので、体に合わない水を飲むとすぐ調子が悪くなります。今では体に合わない水は、口に入れたときに重くてまずく感じるので、体が受け付けません。

私たちの体に良い水というのは有害物質を含まない水です。そしてミネラルがバランスよく入った水です。良い水分には体の中の活性酸素（老化をすすめる物質）を消去する役目があります。体に良い水を取り入れることによって血液は浄化されますが、悪い水を飲んでいると、さらに血液が濁ってしまい、活性酸素を増やすことになります。

ガス入り発泡水というのをご存知でしょうか？　海外では炭酸入りのミネラルウォーターの方が多く売られています。私がスイスのスーパーでミネラルウォーターのコーナーに行ったときは、炭酸入りのミネラルウォーターが主流で、炭酸の入っていないものは少ししか置いていませんでした。仕方がないので毎日、炭酸入りの水を飲んでいたところ、胃腸の調子がとてもよかったのです。

その後、炭酸入り発泡水が美味しくてやみつきになり、帰国後、私は出かけるときはいつも天然の炭酸入り発泡水を持ち歩くようになりました。最近は日本のコンビニやスーパーでも、天然炭酸入り発泡水を売っているところが多く出てきています。酒屋さんに行けばほとんどの店で、何らかの炭酸水を売っているようです。

ヨーロッパ人は多くの方が炭酸入り発泡水を飲んでいますが、日本人は知らない人がまだ多いようです。また海外に行くと必ず飛行機の中で、「飲み物は何にしますか」と聞かれますので、「ミネラルウォーター・イン・ガス」といえば必ずそれが出てきます。疲れを取るためや、胃腸が弱い人はガス入り炭酸水を飲んだほうが良いと、ある健康番組で胃腸専門のお医者さんもすすめておりました。

ただ、日本では実際、炭酸入りの水が取れないので、普及していないのだと思います。日本の水は軟らかいのですが、ミネラルが足りません。ヨーロッパの水にはミネラルが多く含まれており、天然の炭酸入りのミネラルウォーターがとれます。

その水の実験結果をみると、炭酸入りの水は胃腸の蠕動運動を活性化するそうです。飛行機の中では、食前につまみと一緒にガス入りミネラルウォーターが出てきますが、ヨーロッパでも食前にその水を飲みます。食前に飲むのが効果的なようです。その発泡水にちょっとレモンやライムを搾ればビタミンCも取れて、さわやかで、より美味しく飲めるかと思います。発泡水を見つけたらぜひ試してみてください。

●発泡水の楽しみ

私は食事のときに飲む水をいつでも持ち歩いているのは、日本では体に良い水を置いているところが少なく、ミネラルウォーターさえ置いていないところもあり、あるのは、ジュースかお酒かカフェインの入ったものばかりだからです。

以前、ある講演会のあとでVIPの方たちの会食会に招待され、七田チャイルドアカデミーの故・七田眞先生とテーブルが隣になりました。七田先生は童心をおもちで、何にでも興味津々の素直な方でした。先生は、そのとき私が飲んでいた炭酸入り発泡水を見て、「原先生、それは何ですか」と聞かれました。「ちょっと飲ませてくれませんか」と言われたので、少しお分けすると「美味しい」とおっしゃいました。

また、七田先生は、お酒を飲まない方で、さらにものすごい健康オタクでした。そして完全な菜食主義で、動物性のものはいっさい食べていませんでした。また、飲み物も水か天然のジュースだけで、レストランに行ってもミネラルウォーターかジュースしか飲まないようでした。

「これを飲むと食事が美味しくなるんです」と私か炭酸飲料を飲む楽しみの話をしたところ、「それは素晴らしい」と言われ、私が飲んでいた炭酸入り発泡水のボトルを秘書の方に見せ、秘書の方に「帰ったらすぐこの炭酸入りミネラルウォーターを注文するように」と指示しておられました。これほどの行動力のある方なので、いつまでも健康で前向きに活躍されているのだと思いました。たまたまそのお店にイタリアから取り寄せた炭酸飲料があったので、七田先生がその水を注文したところ、「本当だ、これだったら何杯でも飲める」とおっしゃっていました。

三時間の宴会でしたが、お酒を飲まない私たちのテーブルのグループの方々は手持ち無沙汰になりがちです。宴会で水だけでは盛り上がりにくいものです。ほかのテーブルでは皆お酒を飲んで盛り上がっていましたが、私たちのテーブルの方々は菜食の方たちであり、お酒の代わりに水を飲んでいました。しかしその炭酸水のことで話が弾み、「お酒が飲めない人はこれに限る」となって、私たちのテーブルではその後、炭酸飲料を次々と注文し、大いに盛り上がりました。

●ミネラルを補給する

蛋白質、脂質、炭水化物、ビタミン、ミネラルを五大栄養素と言いますが、現代人にとって最も欠乏しているのがミネラルです。これは体内でっくり出すことができないので外から補うしかありません。

昔は野菜から豊富なミネラルが摂取できていましたが、今は農薬などの影響で土地がやせてしまい、野菜そのものに含まれるミネラルがとても少なくなっています。自然食品の野菜でさえも、含まれるミネラルは昔の何分の一でしかないと言われています。

ミネラルが欠乏すると、細胞の代謝がうまくいかない、ということがわかっています。

ミネラルには何十種類もありますが、代表的なものだとカルシウム、鉄、ヨウ素、セレン、亜鉛、ナトリウム、マンガンなどがあります。

カルシウムが不足すると、骨の発育不良や動脈硬化になりやすくます。

鉄、ヨウ素が不足すると、貧血、甲状腺ホルモンの機能異常になります。

セレンが不足すると、骨の発育、腎不全、血栓症になりやすくなります。

亜鉛が不足すると癌、味覚異常になり、ナトリウムが不足すると筋肉低下、心臓疾患、肝臓疾患、喘息になりやすくなります。

マンガンが不足すると発育障害や動脈硬化になりやすい、というのが、現代医学でわかっていることです。

これらの微量元素は現代の食生活の中ではなかなか補うことが難しい状態になっています。ですから、ミネラル分の多い水を飲んだり、無農薬でミネラルの多い野菜を食べたりして、積極的にミネラルを取り入れる工夫をする必要があると思います。最近は植物や鉱物から体に必要なミネラル分を抽出した健康飲料も出ていますので、そのようなものを取り入れるのもいいでしょう。

【3】心身の断捨離（排毒方法）

●心を断捨離する

最近、断捨離という言葉をよく耳にします。

すでに述べたように、体は理由もなく病気になるわけではなく「原因・結果の法則」によって引き起こされているものです。特に現代人のほとんどの方は、細菌などによるものよりも、生活習慣によって体内に蓄積された農薬や添加物などの毒素によって病気になることのほうが多いようです。

前にも述べたように、「原因・結果の法則」は結果が病気だけに出るとは限りません。体質が丈夫な人であれば、病気にはならなくても精神に出るとか、経済面で出るとか、人間関係で出るとか、どこかに結果が出てきます。

しかし、そうした法則を知り、勉強をしていくと、病気や不運の原因がだんだんと見えてくるようになります。原因がわがらなければ、どう対処したらいいのかもわかりません。ですから、まず原因を知ることが大切なのです。

そして、心と体は互いにつながっていますので、両方の面からのケアが必要です。

まず心のほうを見ていくと、いちばん大きな問題はストレスです。自分では気がついていなくても、長い時間、思ったり感じたりしたストレスは心の中に蓄積されています。

心というのは一〇パーセントの表面意識と、九〇パーセントの潜在意識によって成り立っており、潜在意識の一部に無意識の領域があります。その無意識の世界には、私たちが生まれてから今日まで、思ったり、感じたりしたことや親の条件付けなどがすべて刻まれているのです。

●多くの人が操り人形のような状態で生活している

無意識に刻まれていることは、本人だけの考え方や思い方だけではないのです。それぞれの人の感じ方や捉え方の癖というのは、親の影響がとても強いので親が心配性だったり、ものすごい不安をもっていたりすると、子供はその波動をすべてキャッチしてしまいます。

赤ちゃんの頃は、まだ心に曇りがたまっていないので、フォース（真我）の思いが表面意識に伝わっており、安らぎの子不ルギーや喜びの子不ルギーがそのまま表現されているので、私たちはその赤ちゃんの顔を見ているだけで癒されるのです。

しかし、赤ちゃんのときというのは一〇〇パーセント受信体ですので、生まれた途端、親が強い不安を抱いていたり、離婚するとかしないとか、夫婦げんかを頻繁にしていたりすると、赤ちゃんはそのマイナス的な思いや波動をそのまま受け取ります。それらのマイナスの思いのエネルギーが全部無意識に蓄えられていくので、成長するに伴い、赤ちゃんの心にマイナスの想念がたまり、心が少しずつ曇っていくのです。

すると、フォース（真我）の「愛」「感謝」「喜び」などのプラスのエネルギーを心が受け取れなくなります。その結果、自分は生まれてきてよかったのだろうか、自分は必要とされていないのではないか、そして愛されていないのではないか、などの思いが次から次に心の中に芽生えてきて、ますます心が曇っていくのです。

人間は誰でも幸せになりたいと思っており、どんな人の中にも宇宙意識とつながっているフォース（真我）を内側に持っています。犯罪をおかす人でも、最初から犯罪をおかそうと思って生まれてくるわけではないのです。

ところが育った環境や親の影響などで、幼少の頃からその人の無意識にマイナスの思いや感情がたまり、その無意識に蓄積されたマイナス感情のエネルギーが多ければ多いほど、そのマイナスエネルギーによってコントロールされてしまうのです。

殺人をおかした多くの人がその動機を聞かれると、「殺せ」という声が聞こえたから殺した、などと答える人がよくいますが、それらも、無意識に蓄積された膨大なマイナスの感情がその方の理性をも失わせ、完全に操り人形のように、無意識にコントロールされてしまった姿なのです。

決して他人ごとではなく、誰しもそういう劣悪な環境のもとに育っていたら、同じようになるかもしれません。そのくらい無意識の世界はわからないものなのです。

その無意識にある自分白身でつくったマイナスの感情や、両親から受けたマイナスの思いや、先祖から受けついだ条件づけ、また社会の条件づけなどを解放していくことで、ストレスが取り除かれていき、心の曇りが晴れていきます。


無意識にコントロールされ操り人形状態になっている自分自身を解放するには、自分の人間関係の中にその原因を探る必要があります。今まで関わった人々との人間関係を見ていくことで、今まで自分で気づいていなかった、無意識の中に隠されている違う顔をもった自分が見えてきます。この心の曇りを晴らす方法が内観、止観、対人関係調和法なのです。

過去の人間関係を見ることで、無意識にあるものが見えると、それが表面意識に上がってきます。すると、それは無意識でなくなるので、その面でのコントロール下からはずれることになります。つまり、事実を見ることが解放につながるのです。

なぜなら、今まで自分では気づかなかった、隠されていた醜い自分を見たとき、今までなぜ自分があんなトラブルに巻き込まれたのか、なぜこのような親を選んで生まれてきたのかという、それまでは理解に苦しんでいたことの本当の意味がわかるようになるのです。

すると、今まで許せなかった人を許せるようになったり、嫌いな相手がかわいく見えたりして、心の中が解放されていくのです。心の解放がすすむにつれて、無意識に操られる部分が減っていき、心の浄化と並行してフォース（真我）からの応援を受けられるようになるのです。

●体を断捨離する

次に体のほうを見てみましょう。

いくら心の断捨離が進んでも体に毒がたまると、心はさわやかではいられません。私たちは体調がいいときは気持ちもハッピーでいられるのを体験しています。ですから、心と体の両面からケアする必要があるのです。

この断捨離法、つまりデトックスの方法を多くの人に知らせてくれたのが、「ひまし油湿布」のところでも名前をご紹介したエドガー・ケイシーです。

エドガー・ケイシーは、会ったこともない相手の名前と住所を聞いただけで、自分自身のフォース（真我）とつながって、相手の潜在意識と無意識を読み取り、その方に適切な治療方法を提示できた方です。

相手の潜在意識を読み取るこの技法をリーディングと言いますが、これによるデータがたくさん残されています。今でもアリゾナ州にエドガー・ケイシーの財団があります。そのエドガー・ケイシー療法の中で、体の中の毒素を出す方法として頻繁に出てくるのが、リンゴダイエット、ひまし油湿布、コロニック、それから食事療法です。それに付随してオイルマッサージもあります。これらの療法は自宅で誰でも簡単にできるような療法です。

リンゴダイエット、ひまし油湿布の仕方については、すでにご説明したとおりです。リンゴには整腸作用がありますので、生のリンゴを三日間食べ続けると、体に溜まっていた毒素が出ると言われています。すりおろしてジュースにしても構いません。しかし断捨離を行なっていく上では、他の物と一緒に食べるのはよくないと言われています。

アップルパイなど火に通したものなら問題はありませんが、生のリンゴを食事と一緒に食べると、かえって毒になるとのことです。これはリーディングの中でエドガー・ケイシーが何度も注意されています。排毒のためには他のものを食べないで、三日間、リンゴだけを取り続けることをすすめられています。

ちなみに、デンプンとミカンも一緒に食べてはいけないと、エドガー・ケイシーは言っています。食べ合わせが悪いと体に良いものでも悪くなるようです。他の果物についてはそれほど言われていませんが、リンゴとミカンはリーディングの中によく出てきています。

そして、リンゴダイエットの三日目の夜に、オリーブオイルを大さじ二杯飲むことをすすめています。何も食べずに解毒が進んでいるときにオリーブオイルを飲むと、リンパの流れがとてもよくなり、腸の活性化を促すので、腸壁にたまっている排泄物の排泄を促してくれるということです。

みなさんからの報告と自分の体験から考えると、便秘症の方は便秘のままリンゴダイエットに入ると、ますます出にくくなりますので、便秘の方はダイエットを始める前に、コロニックをおこなうことをおすすめします。これは、専用のチューブのようなものを肛門に挿して、バケツ半分ぐらいのぬるま湯を自分で腸内に入れ、腸の洗浄をする方法です。

同じく便秘症の方や、リンゴのない季節なら、蜂蜜ダイエットがおすすめです。この方法もすでに説明したとおりですが、蜂蜜の中には脂肪酸が入っており、腸の蠕動運動を活性化してくれます。ひとつ注意すべきは、熱処理をしていない天然の蜂蜜を選ぶことです。

●朝食抜きで断捨離

普段通りに食事をしているとき、体のエネルギーは生体を維持するために消化吸収に使われます。ですから食後は胃に血液が集まり、脳の血液が少なくなるためボーッとして眠くなるのです。そして、消化吸収にエネルギーが総動員されると、排泄のほうの働きは減ります。

逆に食べ物が入ってこないと、ほとんどのエネルギーが排泄のほうに向かいます。そのため、断食しているときは全身の排泄作用が活発になるために、皮膚からも毒素が排出されます。そのために断食者のそばにいくと、トイレに入ったような臭いがしてきます。
「朝ごはんを抜いてはいけない」とよく言われますが、アーユルヴェーダやヨーガの聖者の英知からのメッセージでは、朝食を抜くのがいちばん良いこととされています。

成長期の子供は栄養吸収や新陳代謝が盛んなので、もちろん朝食は食べたほうが良いでしょう。アスリートや肉体を使う仕事をしている人は別にして、肉体労働をしていない、二十歳を過ぎた成人の方は朝食を食べる必要はないようです。

あるお医者さんのグループが、リウマチ患者の方々に朝食を抜いた生活をしてもらい、どのような変化が出るかを実験されたことがあります。リウマチは毒素が関節にたまり、それが痛みとなって現れます。この実験の結果、リウマチを患っている人々が、朝食を抜いた生活をすることで排泄作用が高まり、そして自然治癒力が高まったために、痛みが軽減したとのことです。

今まで朝食を取っていた人が、まったく何も食べないというのはつらいでしょうから、ハーブティーに蜂蜜を入れて飲んだり、朝はリンゴジュースとかリンゴ一個をかじるだけにするなど、いろいろと工夫されてはいかがでしょうか?

とにかく、午前中は、もともと体が排泄に向かっている時間帯ということです。朝だけダイエットなどというものも流行りましたが、朝はあまりいろいろなものは食べずに過ごされたほうが体に良いようです。

現在、病気をもっている方や重度の便秘の方は、ひまし油湿布を三日間おこない、その後でリンゴダイエットをおこなうと、さらに毒祟排泄の効果が増すと言われております。

これまでに実際に、このひまし油湿布で、肝炎、肝硬変、腎臓炎、胆嚢炎、胃炎、大腸炎、胆石、結石、盲腸、骨盤の異常、関節炎、癌、てんかん、頭痛、ヘルニア、便秘、脳性小児麻痺、尿毒症、パーキンソン病など、じつに多くの病が治ったことが報告されています。

●食事による断捨離

食事による排毒方法ですが、いつもバランスの良い食事を取ることはもちろんですが、毒素を排泄するのに有効な食品としては玄米や雑穀があげられます。

玄米が体質に合わない方は、白米に麦や雑穀を混ぜるといいでしょう。

次に欠かせないのが、柑橘類と野菜です。野菜などはスープなどにすることで、一度にたくさん食べられます。

私はどうしたら体に負担なく排泄能力を高められるかを考えて、一年がかりで特別の野菜スープを編み出しました。それを飲むとお小水の排泄がすごく高まるのです。腎臓や肝臓に良いのがわかります。いま私の事務所では、みなさんそれを飲んでいますが、何年も治なかった湿疹がそのスープによって治った方もいます。

緑の野菜があまり食べれらないとき、青汁を飲むのも良いでしょう。私は毎日、特別野菜スープを飲んで、野菜サラダも食べるので、普段からたくさん野菜を取っています。しかし外食のときや、海外や地方に行くときには必ず青汁を持って行きます。

昨年、インドに二週間以上行っていたときにも、毎日、青汁が欠かせませんでした。インドでは生の果物、生の野菜は食中毒の危険があるので、胃腸の弱い人は食べられません。ですからインドに行くと、やたらと体が生野菜を要求します。そんなときに青汁はとても便利です。毎日三袋ぐらい飲んでいました。

とにかく日頃から毒になるものを取らないようにすることが大切です。なかでも体に蓄積される毒で怖いのが添加物です。食品添加物や農薬などの科学的なものは肝臓や腎臓たまってしまい、排泄が難しいのです。ですから、定期的に自分の体から毒を排泄する努力が必要なのです。

●汗による断捨離

排泄のためには、汗をかくことも有効です。現代人はエアコンで室温調整をしているので、汗をかかなくなっています。汗をかくのはとても大切なことで、汗でなければ出せない毒素があるのです。それは添加物類や農薬などの化学的な物質です。

また体に入った薬品類にも、汗でなければ外に出せないものがいろいろとあります。汗をかかないと、体の中にたまった毒素が完全に排泄できないことになり、腎臓や肝臓が病んでいくことになります。

エアコンの温度設定もなるべく最低限度にすれば環境にも良いので、私は真夏のものすごく暑いときでも、寝るときのエアコンの温度は二十八度です。大丈夫そうなら切ってしまいます。帰宅した一時だけは涼しくしますが、だんだん温度を上げていき、普段は二十六度にしています。

そして運動をすることです。体を動かせば汗をかきます。運動も、ストレッチやヨーガなど、自分に合った方法で生活の中に取り入れていくといいでしょう。

【4】心と体を断捨離する運動法

現代人のほとんどの方が何かしらのストレスを抱えており、それによって病気になってしまう方もいらっしゃいます。また、好むと好まざるとにかかわらず、誰しも老化現象と対面することになります。寿命というのはそれぞれみなさん違いますので、早いから悪いとか、遅いから良いとはいえませんが、生きている間は元気でいたいものです。

健康になるためにまず必要なのが「心の持ち方」であることは繰り返し述べてきました。

それから、食事、飲み水、呼吸、排泄、睡眠、運動、治療、冷えと九項目あります。どれが欠けても体はバランスを崩してしまいます。ここではこの中から、運動にフォーカスを合わせていきたいと思います。

なぜ心身の癒しに運動療法が必要なのか言うと、運動をすることによって血液の循環がよくなるからです。血液の循環がよくなると、血行がよくなりますので免疫力が上がり、癒しのプロセスが早まるのです。

●体の冷えは水虫の原因にも！

すでに述べましたように、体が冷えると免疫力が急激に下がります。あまり知られていませんが、体の冷えは水虫の原因にもなります。水虫だからと素足になっている方が多いようですが、それでは治らないのです。冷えているから水虫になっているのに、また足を出して冷やしてしまっていいはずがありません。

免疫力が高ければ、水虫菌に触ったからといって、すぐにうつったりはしないのです。足が冷えていると免疫力が落ちてしまうので、かかりやすくなるということです。

血液の循環がよくなると、より少ない心拍数で全身に血液が供給され、心臓への負担がとても軽くなります。また血行がよくなると、あらゆる細胞がより多くの酸素と栄養素を受け取り、老廃物を効率よく排出することができるようになります。これが細胞の若返りにつながります。

老化現象というのは、血行が悪くなり、体も硬くなって、筋肉や細胞が萎縮している状態です。ですから、いつまでも若々しくいるためにも、運動をして、常に血行をよくしておくということが大切です。

●ヨーガの効果

運動には、西洋的な運動と東洋的な運動があります。体の特定の部分に影響を与えるものが多い西洋的な運動に比べ、気功や太極拳、ヨーガなどの東洋的な運動は、体のあらゆる部位、あらゆるエネルギーセンター（チャクラ）や内臓器官などにバランスよく影響を与えるようになっています。

近年になって西洋でもヨーガが取り入れられ、ブームになっています。そして、インドの医学雑誌や数々の研究結果において、ヨーガのポーズを続けると体にとってどんな効果が現れるかが発表されています。

それによると、生理的なストレスの減少、コレステロール値の減少、インスピレーションが高まる、アルファー波の増加、肺活量の増大、血圧の低下、血糖値のバランスがよくなる、ホルモンのバランスがよくなる、などの効果があげられています。

また、カナダのアルバータ大学のV・H・ダナラージ博士は、六週間、ヨーガだけを実践するグループと、在来型のラジオ体操や普通の運動をするグループとで、どのような変化が見られるかを研究しました。

すると、どちらのグループも当然、血行はよくなっていますが、ヨーガをしたグループではさらに、細胞の代謝の活性化、酸素消費量の増加、肺活量の増加、甲状腺機能の向上、ヘモグロビンと赤血球数の増加といった顕著な改善が見られました。

最近、ボディービルとかインナーマッスルを鍛えるということが盛んに言われています。ボディービルは、もともとはヨーガの中にあったものです。ヨーガでは実際に物を持たないで、一キロ持ったつもりになって動かすなど、イメージを使って筋肉トレーニングをおこなっていました。それが西洋に入り、現在のボディービルなどになっているのです。

ヨーガのポーズをとるときの筋肉の使い方は、通常の筋トレのときとは少々違います。ヨーガのポーズでは筋肉を伸ばしたり、内臓の各部位に注意を集中しておこなったりします。

もちろん筋トレもとても大切なものです。大腰筋《だいようきん》という背骨と大腿骨をつなぐ腰の内部あたりにある筋肉は、立ったり、歩いたりなど、人間の普段の活動にはとても重要な筋肉です。しかし、歳をとってこの筋肉が衰えると、体が動かなくなり、寝たきりになってしまったりするのです。スポーツ選手でも記録を出す人というのは、大腰筋がものすごく発達しているのだそうです。

●筋トレを始めましょう

まったく筋トレをしない人と、筋トレを毎週一回する人と、週二回する人の筋肉の変化を調べた研究があります。

まったく筋トレをしない人は、大腰筋などインナーマッスルの筋肉量が平均八パーセント以上減少してしまいます。歳をとって歩くのも困難になり、すり足になっているのは、大腰筋が衰えている証拠です。普通にただ歩いているだけでは内側の筋肉は鍛えられないのです。

研究の結果によると、たった週一回、十分から十五分の筋トレをしただけでも筋力の減少は見られませんでした。さらに週二回、筋トレをおこなえば、一〇パーセント近くも筋肉が増加することがわかりました。七十歳代でも八十歳代でも、トレーニングを始めれば筋肉は増える、ということがわかっています。

●継続は力なり

世の中で成功を収めている人やみんなが憧れるような人は、やはり陰で努力しているものです。私たちはふだん外側しか見ていませんが、たとえば、アメリカの歌手マドンナは毎日三時間もトレーニングをしているそうです。だからこそ、五十歳を過ぎてもあの美貌を維持できているのです。

彼女はジョギング、ヨーガ、ピラティスを毎日それぞれ一時間ずつおこなっているとのことです。最初はジムで運動療法だけをされていたようですが、体に負担がかかることに気づき、ヨーガを取り入れたところ楽になり、この三つを組み合わせて毎日運動をされているようです。

私は自分自身の体験からも、ヨーガは素晴らしいものだと感じています。ヨーガのポーズはホルモンバランスをととのえ、体のゆがみなどを取り、全身に効きますので、ヨーガのポーズと簡単な筋トレを組み合わせておこなうと、運動嫌いの方でも無理なく続けられ、健康に役立つのではないかと思います。

こういったトレーニングを継続する努力がすごいと思います。私が唯一楽に続いたのは呼吸法ですが、呼吸法の百回など、筋トレや水泳などと比べたら楽なほうだと思いました。

呼吸法は一見、運動ではないように思われますが、ヒップを締めることで腹筋を使うので、腹筋運動を同時におこなっていることになります。瞑想呼吸を百回おこなうと全身の血行がよくなり、有酸素運動をしているのと同じような状態になります。

私は普通のスポーツが苦手だったので、楽してできる健康法を開発したのです。ジムに通うのが面倒な方は、寝るスペースがあれば誰でもお金をかけなくてもできます。できないことを無理して計画しても長続きしないので、まず自分に合った方法で生活に取り入れてコンスタントにできることを決めてから、それを実践されることをおすすめします。

毎日三時間、トレーニングをしたり、泳ぎにいくとなると、けっこう大変なことです。泳ぐのは体には良いでしょうが、わざわざ出かけていって、着替えて、プールから上がってからも髪の毛を洗うなど、することが多いので、水泳は好きでないと続かないでしょう。

そこで、無理なく続けられ、誰でも簡単にできる筋トレをご紹介しますので、ぜひ普段の生活に取り入れてみてください。

●誰でも簡単にできる筋トレ

(1) もも上げ運動

ではまず、立ったままでおこなう筋トレです。

腰に手を当てて、左足を軸にして右足のももをゆっくりと引き上げてください。どうでしょう、バランスを保っていられますか？ 全身のバランスをとるだけで、とても筋肉を使います。フラフラする人は、まずこれだけをおこなってみてください。

年をとるとだんだんバランスがとれなくなります。もしフラフラするようなら、椅子などにつかまっても構いません。逆の足でもおこないましょう。左右で筋力の違うことがわかります。

安定してできるようになったら、一層ももを高く上げ、ゆっくりと上下に動かします。ももを高く上げて床すれすれまで下ろします。ゆっくりとした動作ですることが肝心です。ももの筋肉を引き上げるのは大腰筋の訓練になります。それを片足二十回ずつおこなってみてください。これは、簡単なよう結構効きます。腰痛の予防にもなります。

(2) 空気イス運動

次は、手を前に出し、後ろに椅子があることをイメージし、それに腰をかけるつもりで、息を吐きながらすれすれまで腰を落としていきます。そして息を吸いながら、ゆっくりと上体を起こします。ひざが前に出るとひざに負担がかかるので、ひざを前に出さないようにします。これを十回おこなってください。きつい人は少し足を開いて、おこなってみましょう。椅子の背もたれにちょっと手をかけながらでも構いません。

こうして、ふだん使わない筋肉を使ってみると、内側の筋肉が弱っているのがよくわかります。日常生活でただ歩いたり自転車に乗ったりするくらいでは、体の内側の筋肉は使えていないのです。先ほど述べた研究結果のように、週一回おこなえば筋肉量は減少しませんし、週二回おこなえば筋力が一〇パーセントも増加するのです。

（3）スバル星のポーズ

次は、ヨーガの「スバル星のポーズ」です。

ひざをついて、両手をかかとに当て、息を吐きながら、骨盤を前に突き出して反れるところまで反らせます。そして、息を吸いながら元の体勢に戻していきます。このポーズを七回を目安におこないます。これは肺がすごく開くので、呼吸法をする前にされると良いでしょう。簡単ですが、とても効果の出るポーズです。

私たちは普段、前かがみの姿勢になってする動作が多く、年をとると、ますます背骨が猫背になってしまいがちになります。このポーズを毎日おこなっていると、最初は体が硬くても、だんだん柔らかくなっていき、猫背の予防になります。これは一日一回は、されることをおすすめします。ただ、腰を痛めている人は無理をしないようにおこなってください。

(4) 骨盤矯正体操

それからもう一つ、最近、腰痛の方が多いようなので、その予防や緩和に効果的な運動をお伝えしたいと思います。

まず足を腰幅に開いて立ち、両手を腰に当て、体をまっすぐにしたまま、右の骨盤を上にもち上げます。右足のかかとも上がります。かかとを下ろし、今度は左の骨盤を上げます。右と同じように左の骨盤を上げると、左のかかとも上がります。それを左右交互に十回おこなってみてください。

腰にゆがみが出るほど腰痛になっていきますので、まず、この運動で骨盤を動かし、本来の位置に戻りやすくしていきます。

そして次に、手は腰に置いたまま、骨盤をぐっと前につき出します。今度は後ろに引きます。この前後の骨盤の動きを何回か繰り返してください。普段から腰の悪い人は、毎日おこなうといいと思います。

そして最後は腰をまわします。このときのポイントは、足を腰幅ぐらいに開き、ヒップを締めた状態でまわすことです。このやり方はとても効果的です。

何回かまわして息が苦しくなったら、いったん止めて息を調え、そしてヒップを締めた状態でまわします。

このほかにも、ヨーガには体に良いポーズがたくさんありますので、ご自分でヨーガの本を見るなどして、積極的に取り入れていくといいでしょう。

（5）腕振り体操

肺活量が増えると体の免疫力が上がり、元気になっていきます。呼吸器系のお医者さんが長年研究して、肺気腫やその他の呼吸器の病をもっている人たちにすすめ、効果を出している方法があるのでご紹介します。

足を腰幅に開いて立ち、両ひざを少し曲げたまま駆け足をするときのように腕を大きく前後に三十回以上振ります。腕を振るときに前だけではなく、後にも思い切りひじをぐっと引くようにします。すると肋骨が動き、肺への血行がよくなるので、喘息やその他の呼吸器系に疾患のある方にはとても効果があるようです。


また、呼吸器の弱い人は、肩甲骨の内側などの筋肉が硬くなっているのですが、呼吸が苦しいからといって運動をしようとしません。すると肺のまわりの筋肉が硬くなり、肺が十分に開けなくなるので、ますます悪化してしまうのだそうです。しかし、こうした運動を取り入れることによって、症状が緩和されるというデータが出ています。

腕振りが終わったら、ゆっくりと肩をまわしましょう。呼吸器が楽になり、肺が広がって、深い呼吸ができるようになります。実際におこなってみると、体がホカホカと温まることを体験していただけると思います。

これまでご紹介してきた運動を自分なりに組み合わせ、できれば毎日、少なくとも週二回くらいはおこなうことをおすすめします。場所も選びませんし、どんな人でもやる気があればできることです。

●睡眠と寝返り

どんなに運動をしても何をしても、睡眠がきちんと取れていなければ、なかなか疲れが取れませんし、体もリラックスできません。

最近、睡眠外来という外来があって、睡眠障害の方がたくさん訪れているようです。眠れない、寝つきが悪い、朝起きると首が痛い、肩が痛い、寝返りがうまく打てない、無呼吸症候群……。

そうした症状を訴える方々が、実際にどのような寝方をしているのかを睡眠外来の医師が調査してみたところ、多くの方が「枕に問題がある」ということがわかったそうです。

巷では低反発枕が良いと言われて、よく売れているようです。私もそれを使っていたのですが、研究の結果、低反発は安眠に向いていない、ということがわかったのです。

頭の重さは五キロぐらいあります。低反発枕は、最初はいいのですが、寝ている間に頭の重みでだんだんと頭が沈んでいきます。そうすると、枕の両サイドが上がってきて、頭は沈んでいるため寝返りが打ちづらくなるのです。

寝返りはとても大切で、寝返りを打つことで寝ている間に、私たちの体は無意識のうちに体の矯正をしているのです。だいたい子供は寝相が悪いものですが、元気な子供ほど寝相が悪いのです。

重い病気の方や寝たきりのご老人などを見ていますと、寝返りをほとんどしません。じっと固まっています。それは不健康な証拠なのです。

私は低反発枕にしてから、朝起きるといつも正面を向いていると思っていたのですが、実は寝返りを打てていなかったのです。さらに、頭が沈むのでどうしても口が開いてしまうらしく、朝起きると喉がカラカラになっていました。その原因が枕にあったことがわかったのです。

●快眠枕の作り方

では、理想的な枕というのは、どのような枕でしょうか？

それは睡眠外来の先生がおすすめの枕です。それを私が自分で試し、いちばん寝やすいと思ってつくった枕です。それは自分の肩と同じくらいの厚みがあり、体に対して顔が十五度だけ上向き、ちょっと頭が上がる状態のものです。実はこれが、バスタオルがあればつくれる簡単なものですので、その作り方をお伝えしたいと思います。

まず、幅九〇センチぐらいのバスタオルを三枚ほど用意します。なるべく硬めのバスタオルを選んでください。そして幅九〇センチ、奥行き二〇センチくらいの板を芯にして、その板に一枚目のバスタオルを巻いていきます。次に二枚目、三枚目のバスタオルを足して巻いていき、自分の肩の高さまでにします。木の板などの芯を入れることで安定した形になります。適当な板がないときは、発泡スチロールを切って芯にするといいでしょう。

私は旅行のときなどは木を持っていくと重いので、発泡スチロールを持って出かけています。ホテルにもバスタオルがあるので、足りない分は自分で厚めのバスタオルを持っていけば、その場で枕がつくれます。

この枕はぜひ試していただきたいと思います。枕一つでこんなに違うものかと驚きます。朝の目覚め方や、疲れの取れ具合が違います。熟睡できると体の治癒能力も発揮されます。

【5】慢性病や生活習慣病の原因になる「冷え」

では、慢性病や生活習慣病の原因となっている「冷え」の取り方について、お話をしたいと思います。

●「冷え」は万病のもと！

まず「冷え」という考えが西洋医学の中ではあまりみられません。冷えでつらいとか、困っているといって、病院に行ってみてください。

「しょうがないですね。温めてください」でだいたい終わりです。

ところが漢方など、東洋医学では、昔から冷えというのは体の大事なサインと捉えています。冷えがあるかないかで、その方の証が決まります。つまり、体質を虚証か実証というふうに分けていきます。漢方では、冷えている人には温める漢方薬が処方されますし、のぼせ性の方にはそれを抑えるものが処方されます。

最近では、西洋医学のお医者さんの中にも、この冷えについては注目し始めている方がずいぶんいらっしゃるようです。慢性病や生活習慣病の八割から九割は、冷えが原因だとまで言われているのです。ですから、いろいろな治療を試しても治らない人は、いま一つ、体の冷えを再確認していただきたいと思います。

では、体が冷えるとなぜ慢性病や生活習慣病になってしまうのでしょうか。

そもそも冷えというのがどういう状態かを知るために、まず片方の靴下を脱いで、自分の手を足の裏に当ててみてください。このとき、手より足が冷たい方は冷え性です。逆に、足がほてるという方もいらっしゃると思いますが、このほてりは、実は冷えの最たるものなのです。自分が冷え性だとは気づいていない方が意外と多いのです。

私も以前、すごく冷え性に苦しんでいました。冷えがひどくなると足の感覚がなくなり、いつもしびれていました。ですから、冬はよくしもやけになり、夏や春でもいつも足が氷のように冷たかったのです。夏はクーラーを使うので、冷え性の上にさらに冷えが加わり、冷房の効いた部屋に入っただけで膀胱炎になったり、おなかを壊したりして、体調が狂ってしまって、本当に大変でした。

今ではウソみたいに冷えが取れたので、クーラーに当たっても平気になりました。たまに足裏マッサージなどに行くことがありますが、そこでも「ずいぶん足が温かいですね」なんて言われるようになり、冷えは本当に治るんだな、と思いました。

●血行が悪いところが病む

私たちの心臓からいちばん遠いところが足です。

足が冷たいということは、全身の血行が悪い、ということなのです。手より足のほうがもっと遠いですから、足の先が冷たいということは、全身の血液循環が悪いということになるのです。ですから、当然、体調が悪くなります。

私たちの体は血行が悪いところが病んでいくのです。凝りでも何でもそうです。目も同じです。近眼やその他いろいろな目のトラブルを治したい、という人は数多くいます。

目をよくするためにも、目への行血をよくすることがカギとなります。私たちの目には毛細血管が栄養を運んでいますので、全身の血行が悪ければ当然、目にも血液が行き渡りませんから、目の病もなかなか治らないということになるのです。

現代人に多い慢性病と言われるものに喘息、アトピー性皮膚炎、花粉症、腰痛……などといろいろあります。そういう病のほとんどが「血行が悪い」ということが関わっています。それから、生活習慣病と言われている糖尿病や高血圧、動脈硬化などの病の多くも血行が関係しています。

さらに血行が悪いと免疫力が落ちます。最近よく言われている低体温をご存知でしょうか。現在、基礎の平熱が低い人が多く、普通は三十六・四～三十六・五度ぐらいなのですが、特に若い人たちの中に、三十五度台という人が増えていて、深刻な状態らしいのです。もともとの体温が低くなっているのです。

体温が三十七度以上になると、細菌に対抗できるようになりますので、病気になると熱が出るのです。熱を出すことによって細菌と闘っているのです。日頃から体温が低いと抵抗力がないので、ウイルスなどにもすぐに感染してしまい、病気になりやすく、さらに治りにくいということになるのです。低体温の人は自律神経のバランスも崩れていますから、あちらこちら具合が悪くなるのは当然です。体の機能が落ち、消化器系などすべての働きが弱っていきます。

●冷えの原因は何か？

冷えの原因を生活習慣のほうから考えてみましょう。

冷えというのは、文明社会の人たちに見られる症状で、ジャングルに住んでいる人に冷え性などありません。野生の動物でも、冷え性で困っているゾウはいないし、カバが冷え性だとか、魚が冷え性なんていうことはありません。

冷え性で悩んでいるのは人間だけです。ただペットの動物はわかりません。洋服を着せられたイヌなどは、おかしくなるのではないかと思います。さらには、各々の動物にとっての適食以外の変なものばかり食べさせられているので、動物の病気が増えているのでしょう。

その生活習慣での原因というのは、住まいが大きく関係しています。昔は木造で風通しがよく、四季を感じながら自然に体温を調節するような仕組みになっていました。徐々に冬から春になり、段々に暑くなっていって体が慣れるようになっていました。

ところが今は、少しの我慢もしないで、暑ければ冷房、寒ければ暖房で、ひどいときには、涼しいのに冷房を入れていたり、暑いのに暖房が入っていたりします。そういう状態だと私たちの自律神経が環境に順応できず、自分の中の体温調節機能が弱っていくのです。

私は夜暑い日などは、あまり汗をかいても目が覚めてしまうので、冷房の温度を三十度に設定しています。それ以上低くしてしまうと体が冷えてしまいます。ましてや寝ているときは体温が下がるのです。部屋を冷やしたまま寝ると、寝ている間の体温調整が上手くいかず、朝、疲れが残ると思います。

●冷えを誘う女性のファッション

それから、ファッションの問題があります。

女性の場合、一年を通して足を冷やす格好が多いのです。スカートをはいてストッキング一枚であったり、若い女の子は生足でいます。それでは体が冷えてしまいます。私たちの体は頭寒足熱といって、みぞおちから上は冷やしても、おへそから下は温めなければいけないのです。

男性よりも女性に冷え性が多いのは、こうしたファッションに大きな原因があります。体の冷えている女性に婦人科系の病も多く見られます。私も冷えの怖さを知ってからは、今まで履いていた普通のスカートは全部捨てました。今はスラックスかロングスカートのどちらかしか履きません。普通のスカート丈のものは一枚もありません。

少々格好よく見えても冷え性で慢性病をかかえている状態と、多少ダサく見えても健康ですごく快適な状態と、どちらを選ぶかです。それは選択の問題だと思います。

ヒールの高い靴を履くのも体にはよくありません。ハイイヒールは先端がぎゅっと締まっているものが多く、足を締めつけるということは、足の血行を悪くするのです。さらに、ヒールが高いとアキレス腱を常に縮めることにもなります。

●靴下の重ね履きで足を温める

指というのは、体の大切な経絡が走っている大事なところです。

足の指先から「気」が入ってくるのです。経絡でいうと、親指は肝臓・脾臓の経絡と関係しています。人差し指と中指が胃腸関係で、薬指が胆嚢、子指が泌尿器系・生殖器系統と、各々の指がそれぞれの経絡とつながっているのです。つま先の細い靴を履くことで経絡の先端が締めつけられ、気が滞ってしまいます。

また、足を冷やさないようにするためには、夏でも冬でも、靴下を最低三枚以上、履くことです。ぜひ、これをおこなってみてください。どれだけ疲れ方が違うか、試してみられたらわかります。時間も労力もいらないので、試す価値はあると思います。

最初は「そんなに履くの」と言っていた人が、実際にやってみると、手離せなくなります。冷房の効いた部屋に入っても、足さえしっかりと温まっていると、足先が冷えないので疲れ方が全然違います。そのためには、靴はとにかく3EE以上か、3EEEとか、4Eとか、幅の広いものを履くことです。そのようなサイズの靴を履かないと、靴下が入らないからです。

靴下を三枚履くと普通の靴では足が入りません。そのために、私は昔の靴を全部捨てました。私の靴のサイズは本来、二二センチですが、今は二三・五センチ位のものを履いています。

一枚目の靴下は五本指のものを履きます。なぜかというと、指の間や指先から体の毒素が出ているからです。五本指の靴下を履かないと、汗をかいて毒が出ても、また自分の体に再吸収されてしまうのです。五本指を履いていれば、靴下が毒素を吸収してくれます。それも綿か絹か麻でつくられたものを選びます。今までに私はいろいろな五本指の靴下を何枚試したかわかりません。最初、私は絹の靴下だけを履いたりしましたが、すぐに穴があき、経済的に続けるのは難しくて、やめました。他にも市販のものは試しましたが、みんな締めつけが強くて、長い間、履いているといると苦しくなってくるのです。麻とか綿が体に良いということで、自然食品の店でもずいぶん売っていますが、どれもきつくて合いません。重ね履きするときは、指を締めつけず、ゆったりしているほうが楽なのです。

ある有名なスーパーの女性の社長さんが考案した靴下があります。この靴下は少しグロテスクで大きいのですが、実はこれが優れものなのです。寝るときなどは絶対、これは離せません。

この社長さんは、ご自分が自律神経失調症になって、何をしても治らなかったときに、冷え取り健康法を実践して、その症状がすべて消えたのです。この経験により、ご自分の使命はこの冷え取り法を多くの方に伝えることだ、と思い始めたそうです。

この方もご自身であらゆる靴下を試したそうですが、全部納得できず、結局、自分でつくるしかないと思い、韓国の工場で一個一個、手作りができるところを探したのです。

ですから、ちょっと高いのですが、風合いや感触がとてもいいのです。中が温かく、材質も最高のものを使っています。

一枚目だけは五本指のきちっとした靴下を履いて、二枚目、三枚目はウールでも綿でも何でもいいので、ゆったりとした靴下を重ねて履くようにします。とにかく足を温めるのです。もっと履いても構いませんが、靴のことを考えると、三枚ぐらいがちょうどいいと思います。この靴下をつくっている社長さんは、八枚履いているとのことです。まずは今日から靴下革命です。

●体を冷やす食生活

さらに、冷えの原因としては食べ物があります。私たち人間も大自然の中で生存している動物や植物だちと同じ存在ですが、知能の発達した人間は便利な生活を求め、現在では、いつでも世界中の食べ物が食べられるようになりました。それで結局、体を壊しているわけです。

昔は冷蔵庫もないので、季節の物しか食べられませんでした。「身土不二《しんどふじ》」の原則というのがあります。自分の近くの地域で採れた季節の食べ物を食べれば、いつでも健康でいられますよ、ということです。

自然の恵みは素晴らしいもので、冬には体を温める野菜や果物が採れるようになっています。ダイコンとかゴボウとかは冬にとれ、冬によくいただきます。太陽からより遠いところになる根の野菜は、熱を吸収しようとするエネルギーが強いので、陽性といって、体を温める効果があります。

漢方的には、陰性と陽性という分け方があり、陽性の食べ物が冬に採れるようになっているので、ゴボウ、ニンジン、ダイコンなどが陽性の野菜です。葉物でもあまり体を冷やさないものが多く採れるようになっています。

夏のキュウリやナスなどは体を冷やす食べ物です。夏には、体を冷やして熱を放散できるような食べ物がとれるように、自然界は私たちにプレゼントしてくださっているのです。ところが今は、冷蔵庫もあるし、一年中食べたい物を食べているので、食べ物の旬などあまり考えていません。

さらに体によくないのは、冷たく冷やした飲み物を飲んだり、冷たく冷やした果物を食べたり、とにかく冷やした物を食べることです。テレビで実験していましたが、冷たい水を飲んだだけで胃の働きが鈍くなります。

体温と同じくらいの温度のものが体には良い、と言われています。水などペットボトルで冷やしたものがどこでも売っていますが、私は常温で飲むようにしています。

体温と同じ水は体を活性化してくれます。ですから、朝起きて一番に飲むのはぬるま湯が良い、と言われているのです。冷たすぎるのも熱すぎるのも、体には負担になります。ですから食事のときは、冷たい飲み物はあまり飲まないほうがいいのです。

夏に胃腸の調子が悪くなる人のほとんどの原因は、冷えた飲み物です。冷たいお茶やジュース、ビールなどです。ただ口当たりさえ良ければいいと、体のことをまったく考えずにお店でも出し、それを気にもせず、多くの人々が飲んでいます。そのあたりを注意するだけでも、夏バテなどの予防になると思います。

●ストレスは心の冷え

そして、もう一つの冷えの原因はストレスです。ストレスというのは、心の冷えです。ストレスを受けると心が冷えて、とても温かい気持ちにはなれません。イライラしたり、怒ったり、悲しんだり、つらかったりしていると、心が冷えてくるのです。ストレスを受けると交感神経が優位になり、自律神経が乱れてきます。

交感神経が優位になると血管が収縮してしまいます。逆に、副交感神経が優位になると血管が開くので、血行がよくなり、お風呂の後などリラックスできるのはそのためです。運動や呼吸法をした後も同じようなことがいえます。

人前で話をするときや面接のときなどに上がることがありますが、上がっているときというのは極端な自律神経の緊張状態なのです。そのときは、カーッと頭に血がのぼってしまって、手足がとても冷えているのです。そうすると、自律神経が乱れるので呼吸も乱れ、ますます何を言っていいのか、何を言っているのかもわからなくなってしまい、冷静さを失ってしまうのです。

心と体というのは直接に関わっているので、ストレスを取っていかないと、本当の冷えの原因は取れないということです。

ストレスをためないためには「心の浄化」、まず内観から始めていただけたらと思います。内観をしないと、なかなか自分を見ることができません。自分を見ることではじめて心のストレスを取っていくことができるのです。

●腰湯を習慣化する

実際の冷えの取り方を、これから順番にご説明していきます。

靴下についてはすでに述べました。次に、習慣化すると良いのが一日一回の腰湯です。腰湯は芸能界などでもかなり多くの人がおこなっています。美容にも効果があります。

冷えというのは、美容にもとても関係しているのです。冷えてくると血行が悪くなり、肌のつやがなくなります。本当に美肌をつくりたかったら、冷えを取ることです。それには腰湯を毎日されることをおすすめします。

腰湯はおへそから下だけお風呂につかります。プラスチックの簡単なイスを湯船の中に入れて座ると良いでしょう。お風呂のふたを半分だけ開けて、手は出します。手を入れてはいけません。手は心臓に近いので、長く入っていると心臓が苦しくなるのです。その状態で最低二十分以上つかります。寒いときは肩にバスタオルをかけて入ると良いでしょう。

その時間は瞑想したり、新聞や雑誌を読んだり、お風呂の中にテレビが付いている場合はテレビを見るでしょう。私は腰湯のためにお風呂場にテレビを取り付けて、そのときにニュースなどを見ています。難しい本を読んだり、呼吸法をするのは避けたほうがいいかもしれません。こういうときに、真剣に本を読んでも頭に入りませんし、呼吸法は苦しくて続きません。ただリラックスすることが大切です。

忙しい人であれば、お風呂には時間をかけたほうが良いと思います。忙しい、忙しい、で燃えつき症候群になって死んでしまったら、意味がありません。やはり体があって仕事ができるのですから、一日に二十分くらい、ゆったりとした気持ちで、アロマや温泉のもとなどを入れて、お風呂の湯船で腰湯をして、そのときに好きな読み物を読んだり、テレビを見たりする、そういうリラックスタイムも必要なのではないでしょうか。私はそれを習慣化していましたので、冷えが取れたのはその効果もあったと思います。

私は普通に仕事をして十一時頃に帰ってから、くたくたの状態で締め切り原稿を見なければいけないことがよくあります。明日締め切りなんてことになれば、何十枚もの原稿を一気に校正したりするのです。それが、ときによっては三～四時間かかることもあります。仕事の後でそれをするのは、結構大変なことです。

そういうときには、私の場合まず、腰湯をします。すると不思議なくらい一日の疲れがスーッと取れ、また一仕事できそうになります。江原啓之さんもおっしゃっていますが、特に霊的体質の方や精神世界の勉強をしている人、そして治療家や人を癒す仕事をしている人は、ゆっくりお風呂の湯船につかったほうがいいのだそうです。

なぜかというと、そういう人はマイナスのものを受けることが多いので、湯船につかることで、自分の中に取り込んでしまったマイナスの子不ルギーや疲れが全部、お風呂の中に放出されるのだそうです。私もそれを感じ、実際に体験しています。

腰湯の後は、呼吸法を三十分間くらいおこないます。それで、だいたい午前三時頃までに原稿の仕事をして、それからファックスを流します。次の日に出版社の方が原稿を取りに来るときには、夜中に事務所に原稿を届けにいったりしています。それが終わって、やっと落ち着いて寝るのです。

特に雑誌の記事原稿のときは、間際になって、「すみません、締め切りが三日後です」とか、「二日後です」とか、いきなり言われることが多いのです。雑誌は毎月刊行するため、一人の記者の方が何本も記事をかかえているので、しょうがない、と思っていますが、もしそのとき、私か海外へ行っていたらどうするのかと、ヒヤっとすることがあります。

ですから、他の仕事をおこないながら期日に合わせるしかないので、自分で体を調整して取り組むのです。しかし、締め切りがあるので集中して仕事をさせていただける、ともいえます。仕事を与えていただけていることに感謝しながら、期日までに間に合うように体を調節しています。

いついつまでにこの原稿を仕上げる、と決めて取りかかると、すごく不思議な活力が出てきますので、そのための体へのいたわり方の一つとして、ぜひ今日から腰湯をしてみてください。

腰湯の温度は、一応は三十八～四十二度の間と言われていますが、人によって違います。私は四十度以下だと、ぬるくて全然温かくならないので、四十一度か四十二度くらいにしています。そうすると、すごく温かくなり、汗がたらたら出てきます。サウナなんかよりずっと気持ちがいいのです。サウナはいきなり心臓に来るのでよくありません。血圧が高い人や心臓の弱い人は、避けたほうがいいでしょう。

心臓の弱い人はおへそから下よりもう少し下にすると、もっと楽になります。冷え取り健康法の本には、みぞおちまでと書いてあったので、最初、私はみぞおちまでつかっていましたが、心臓が苦しくなり、めまいがて倒れそうになりました。

それで、自分で何度か試し、おへそから下なら大丈夫だとわかったので、そちらをいま皆さんにお伝えさせてもらっています。

●風邪をひいたときの温め方

風邪をひいたり熱があるときは、どうしたらいいのでしょうか？

こういう状態のときに腰湯はきついので、そういうときは足湯がいいでしょう。風邪や発熱のときにはおすすめです。洋服を上半身全部着たまま、お風呂のへりに腰掛けて、ひざから下にお湯がたまるように湯船にお湯を入れます。ひざから下だけをお湯につけるのです。

この場合は、もう少し温度を上げても大丈夫です。足が真っ赤になったら足を出してホースで水をかけます。そして、またお湯に入れて……と、何回かやっていると、けっこう熱いお湯に入っていられます。そうすると、体の熱がスーッと下がっていきます。風邪のときに、ぜひ試してみてください。頭がクラクラして痛いとき、足湯をすると、速い速度で頭痛が取れていきます。

それから、足の血行をよくするために、足のストレッチをおこないましょう。前かがみにして足の裏を伸ばすとか、足の内側の筋肉を伸ばすストレッチをするのです。あとは、足の裏のツボを自分でマッサージします。両手で押したりして足ツボのマッサージをしてください。足の血行をよくすることで、一日の疲れが取れていきます。

このように足の裏の特定部位を押せば体の特定部位に変化が起こるという考えに基づいた療法をリフレクソロジーと言い、人気がありますが、足が温まると全身の血行がよくなるので、疲れが速く取れるからだと思います。


なぜ足のマッサージで全身の疲れが取れるのでしょう?

足には腎経が走っているためです。足の裏側には、腎臓の経絡と泌尿器系統の経絡が走っているのです。内側には肝経が走っています。疲れてくると、誰でもまず腎臓の働きが鈍り、排泄力が落ちていきます。その結果、夕方になると、むくむ人が多くいるのです。

腎臓が弱っていると、むくみやすくなりますが、それは腎臓の機能が落ちている証拠なのです。ですから、足のストレッチをしたり、温めたりすることで、腎臓が急に活性化し、むくみが取れるのです。それで血行がよくなり、疲れが取れていきます。

そして、呼吸法の実践が大切です。

実際におこなっている方はご存知かと思いますが、呼吸法をすることで体が温かくなります。ヒップを一瞬締めることで、腹部にある静脈の血液を一気に心臓へ戻し、動脈の血液が全身にまわるので、ものすごく血行がよくなるのです。ですから、徹底的に呼吸法をすることも、全身の血行をよくするということで、冷えの解消に役立ちます。

『丹田呼吸法』のやり方

1

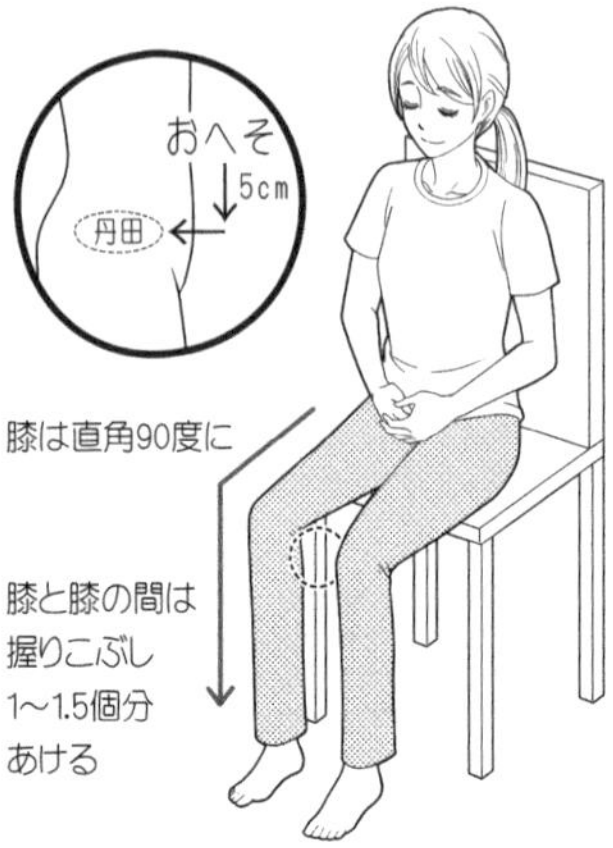

椅子にやや浅く腰かけ、足は腰幅位に軽く開き、背筋を伸ばし、肩とみぞおちの力を抜き、顎を軽く引き、目を閉じます。両手を丹田に当て、鼻と口を使って３回息を吐きます。
(腹式呼吸)
その時に心のわだかまりやひっかかりを吐き出すイメージです。

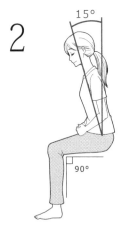

2

鼻からゆっくりと息を吐きながら、上体を１５度前方へ倒していきます。

3

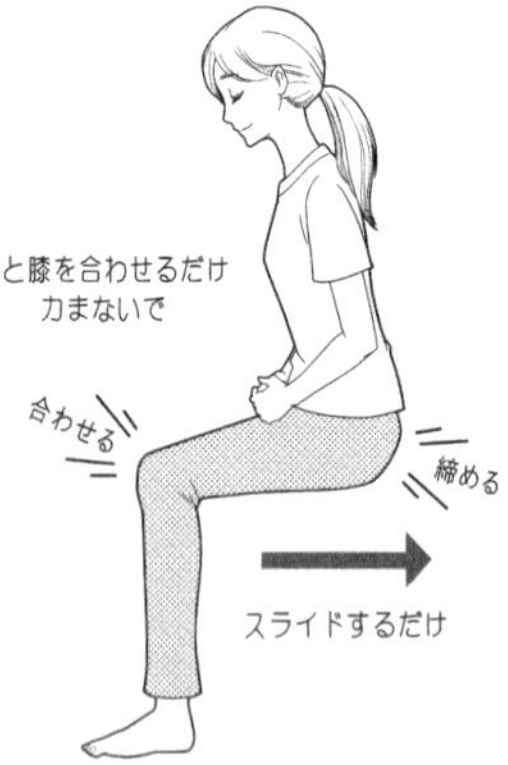

一呼吸ほど息を残した状態で呼吸を止め、両膝を合わせます。続いてお尻(肛門)を締め、後方にスライドさせます。

4

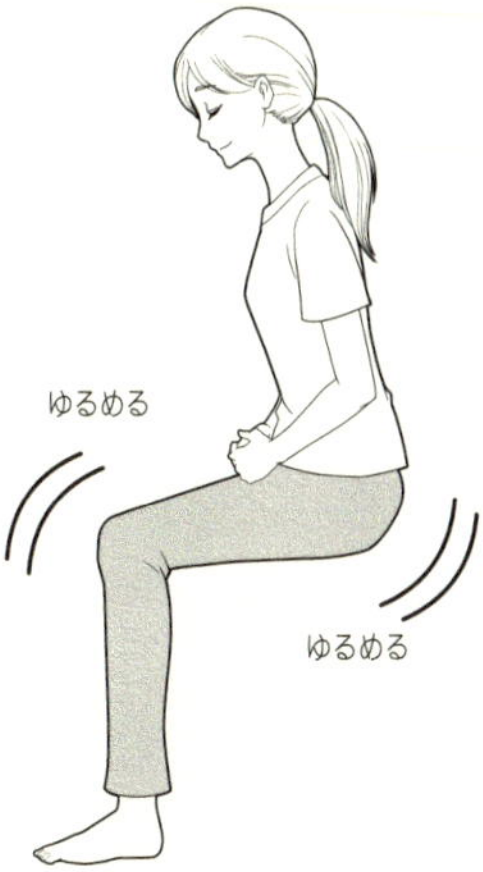

両膝とお尻を緩め、脱力します。脱力することで、残っていた息が出て行き、同時に自然に鼻から息が入ってきます。この時に首をがっくりと下に落とさないように気をつけてください。

上半身は常にリラックスした状態を保ち、縮めたり緩めたりするのは下半身だけです。

5

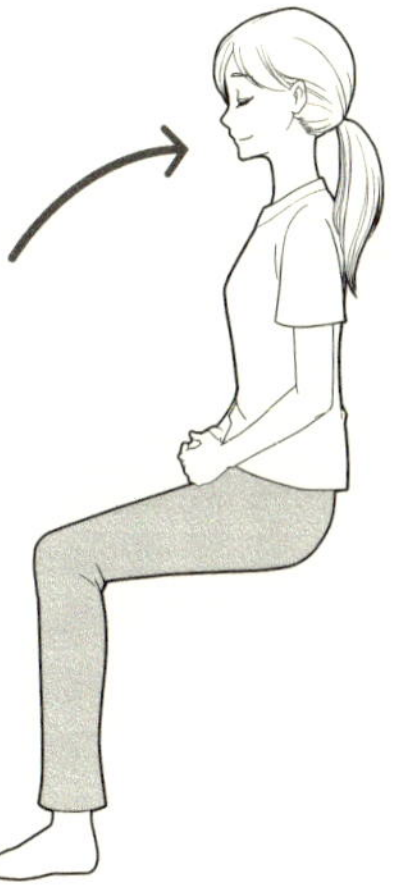

ゆっくりと状態を起こします。この時に、まだ息が入ってくるようであれば、入るに任せましょう。

最後に肩やみぞおちの力が抜けているか確認し、背筋が伸びた状態から、再び上体を前方に倒しながら息を吐いていきます。

過干渉の母親とのトラブルをかかえた女性　S・Kさん（女性）

私は現在、大学で外国語講師と研究をしています。

五年くらい前までは、仕事も研究もとても順調で、対人関係にもまったくトラブルはありませんでした。それが三十歳を過ぎる頃から、それまで仲のよかった母とだんだん衝突するようになりました。

二年前にある方との交際が原因で、その方の家族も私の家族も巻き込んでの大きなトラブルがあり、それがきっかけとなって、原先生のセミナーに参加させていただきました。

止観瞑想や内観をおこなっていくなかで、私は自分にとても自信がなく、自分を責める性格であることがわかりました。

瞑想をおこなう中でその原因を探っていくと、母がいつも私に言っていたある言葉が思い当たったのです。それは、私が小さいときから繰り返し聞かされていた「子供を生んだらおしまいだ」という言葉でした。

母は私たち姉妹を育てるために仕事を辞めました。

本当は仕事を辞めたくはなかったし、父はあまり子育てに協力しないので、とても大変だったという意味で、「子供を生んだらおしまいだ」としょっちゅう、言っていたのだと思います。

私がその言葉を初めて聞いたのは、おそらく三、四歳の頃だと思いますが、私は母のことが大好きでしたから、そのときは母を責めるよりもむしろ、その大好きな母に私が生まれてきてしまったことで迷惑をかけていると思ったのです。

その記憶が自分で自分を責めていることや、自信のなさにつながっていたのだとわかってきて、同時に深く傷ついていたこともよくわかりました。そして、本当は「生まれてきてくれてよかった」と言ってほしい、と思っていたことにも気づきました。

このように、いろいろと自分のことがよく見えてきて、母のその言葉に対する止観瞑想をやろうという段階になり、前の二日間、その問題についてずっと考えたのですが、母に対する、「傷ついた」とか「怒っている」という感情がなかなか出てこなかったのです。

しかし、二日目の明け方に猛烈な怒りとなって出てきました。私は本当に傷ついていたんだ、と思い、三時間近く、傷ついた思いを用紙に書きなぐりました。

本当に悪魔のような言葉をたくさん書きなぐって、最後に平仮名で「あくまより」と署名をしたら、何かものすごくおかしくなって、おなかの底から今度は笑いがこみ上げてきました。

そのときは、「そんなに嫌なら、私を苦しめればいいではないか」とか、「私がいなければいいのでしょう」と書いたのですが、そのようなことを母が実際に思っていたわけはないのです。

母は、もし私が命の危険にさらされるような状況になったら、真っ先に飛んできて自分の命を犠牲にしてでも私を助けるような人なのです。

その母が、「子供を生んだらおしまいだ」という言葉を言ったのは、「私がいなければいい」という意味ではなかったことが、怒りが全部出てしまった後で、ようやくわかりました。


次のステップでは、体も心もとても軽くなり、三日間のセミナーが無事に終わりました。

その翌朝、目覚めたときには怒りがすべて消えていて、突然、母に対する深い愛がこみあげてきたのです。スローモーションの噴水のような感じで、暖かいエネルギーがジワーッと押し寄せてきて、手の先や足の先など体中にパワーが満ち溢れたのがわかりました。


そのとき、自分の中にこんなに深い愛があったのだと、本当に衝撃を受けました。そして、これが「人の欠点や嫌なことも含めてそのまま愛する」ということなのだと気づき、涙が止まりませんでした。

体中にエネルギーが充電され、手のひらの上に光りの玉があるような感じになり、言葉では言い表すことのできない素晴らしい体験をさせていただきました。

さらに驚いたことは、数日後に二ヵ月ぶりぐらいに母に会いましたら、前はとても愚痴っぽく、いつも眉間にしわを寄せていた母が、ものすごく明るい人になっていたことです。私に対してとても過干渉だった部分も改善されて、本当にびっくりしました。今は母の良いところばかりが見える状態になり、母との関係も改善されています。母とのトラブルなどで、自分の研究意欲がなくなってしまっていたのですが、問題が解決したことで意欲が戻ってきたことも大きな変化でした。

三十年間、会話をしなかった父との和解　M・Uさん（男性）

私は幼い頃からいつも父に、「あかんやつだ」「どうしてできないんだ」と言われつづけてきました。平日はまだしも、休日ともなると、一日中、「あかん、あかん」と言われるのです。それが本当に嫌でした。このように子供の頃はいつもいつも悲しい思いをしていたのです。中学生くらいになったとき、このままこのようなことを言われ続けたら精神的に死んでしまう、と思い、警告の意味を込めて、父とはあまり話さないようにしていました。ところが、ますますひどくなり、もうそれ以来、いっさい口をきかないことにしました。

何を言われても答えず、姿を見せると話しかけてくるので、姿も見せないように決め、それを徹底的におこなってきました。

親から受けたことは子供に引き継がれると言われます。

たとえば、親から虐待を受けて育った人は、自分が親になったときに子供に対してそれを繰り返してしまうことがよくあるようです。私はそういう悲しみを絶対に伝えてはいけないと決心しました。

父だけではなく、私の祖父も直接的にも間接的にも思いやりのない言動をする人でした。

そういうことが祖父から父へと伝わったのだろうと考えると、自分にも完全にその毒がまわっているにちがいないと思いました。

それならいっそのこと結婚はせずに、この家の悲しみの連鎖を止めれば、少なくともこの世から一つ悲しみが消えるだろうと思い、四十歳を過ぎた今まで結婚をしないできましたし、結婚話があっても断ってきました。

この歳になると、もうさすがに結婚しろとは言われないだろうし、結婚することもないだろうと思い、私は父に勝ったと思ったのです。

これで目的を達成したと思ったのですが、なんだか充実感がなく、それを契機にH・M・Aのセミナーに参加しました。

セミナーでは初めのうちは、一日に百回、呼吸法をやるようにすすめられても、きちんとやっていなかったので、三回目のセミナー受講のときに、改めてスタッフの方から正しい呼吸法の仕方を教わり、家でも真剣に百回、呼吸法を実践するようにしました。

さらに、「フォース（真我）」にもお願いしました。すると〇・五秒ぐらいですが、父と母と弟と一緒に潮干狩りに行ったときのことが、フッと出てきたのです。そのときとても楽しかったことを思い出し、その瞬間に、すべてがわかりました。

私は今まで、父の嫌な面ばかりを見てきましたが、楽しいこともあったことに気づいたのです。三十年間、父を恨んで身を滅ぼし、心の中では父を殺すことで生きてきたのですが、それは単に私か父のことが大好きで、「愛してください、愛してください」と心の中で主張してきただけのことなのだ、ということにも気づきました。

今まで父には口をきかないことで、ずっと父を攻撃してきました。そして内心、とても悪いことをしたと思っていました。

父親だから子供に優しくあるべきだとか、親だからこうあるべきだ、完全であるべきだ、と思ってきたのですが、父自身も自分の子供に「愛してほしい」と思う未熟な面もかかえた一人の人間なのだと、そのとき本当に気づいたのです。

三十年も自分の子供に背かれ無視されることはどれだけつらいことだろう、ほとんど拷問に近いだろうと思い、心から謝らなければいけないと思いました。

ところが、三十年も話をしていない人に話をするというのは勇気がいるし、とても難しいものです。しかし、今やらないで、ここで変われるチャンスを逃したら、また三十年、同じことをやることになってしまう……。

ちょうど、父の日が巡ってきたので、そのときに手紙を書きました。

「長い間、口をきかないで、ものすごい苦痛を与えてきました。どうかお許しください。私は当時、拒否されたと思い、悲しかったのです。口もきかないのに家や食べ物、そして大学までの学費も用意し続けてくれてありがとう。そして何よりこの悪役をあえて引き受けてくださったこと、ありがとう。それから、私の父を引き受けてくださってありがとう。この世にいてくださったこと、生まれてくださったこと、本当にありがとう」と、このようにお伝えしました。

そして、私の最も勇気のいるひと言、「これからは話をしていきたいです」ということ、それも書くことができました。

その手紙を渡しましたら、父からすぐに、「すごいプレゼントをありがとう。こちらこそ小さいときに、ひどいことを言ってごめんな。僕のほうこそ謝らないといけない」と、すぐに言ってきました。

そのとき、三十年間も引きずってきたけれど、「つらいよ」「ごめん」、たったそれだけのことだったのかと思いました。その後、話をするようになったのですが、話してみたら何にも怖いことはない、普通のおっちゃんでした。

私がこの世に生まれてくるときに、学ぶべきテーマとして決めたことがいくつかあるなら、「許し」というのはそのうちの一つではないかと思うのです。でも、「許し」には相手が必要なので、誰かに相手役を頼んだと思うのです。

そのときに一人の魂が、「あなたの魂の向上に役立つのだったら、私が引き受けます」と言って、憎まれ役を買って出てくれたのではないかと思います。それを思うと、非常にありがたくて、感謝の気持ちでいっぱいになります。

お父さん、あなたがいなければここまで来られませんでした。

すべてあなたのおかげです。どうもありがとう。

あとがき

瞑想や呼吸法のセミナーを受講された多くの方々が、心の断捨離をされた結果、体の断捨離がスムーズにおこなわれ、長年の持病をはじめ慢性的な肩こりや痛みなどから解放されています。

たとえば、大学で講師をされている三十代の女性の方は、「フォース（真我実現）セミナー」の第一ステップのセミナーの二日目に、素晴らしい体験をされました。二日前までは全身が痛くて、体中、四十ヵ所にも湿布を貼って受講していたのですが、二日目の夜にはすべての痛みがとれてしまい、湿布が不要になったのです。

そのわけは、彼女の母親が何気なく言った言葉に長年傷ついていたのが、心の断捨離のための内観瞑想をおこなったところ、母親が言った言葉の捉え方が自分の勘違いであったことに気づいたからなのです。その結果、今まで母親にいだいていた不信感が消え、それと同時に、体中の筋肉や関節が痛かった症状も消えてしまったのです。

また、四十代の会社経営者の女性の方は、「心の曇りが晴れるセミナー」に参加されたときには、腎臓の働きが悪く、日々、お小水が十分に排泄されないために、顔や手足がむくんでいました。

あまりにも苦しいので、利尿剤を飲もうか、どうしようかと迷っていたところ、一日目の夜に薬はやめて、セミナーで習った瞑想呼吸法を百回おこないました。すると、次の日の朝からお小水が大量に排泄され、むくみが完全にとれてしまいました。

このように、瞑想と呼吸法は心の断捨離に有効に働き、その結果、体の断捨離がスムーズにおこなわれ、体調がととのっていくのです。

本書を読んでくださった方々が、本書に書かれていることを日々実践されて、心と体の断捨離に活用していただければ大変うれしく思います。

この本の出版に当たり、創藝社の松田元《げん》代表取締役と山本洋之編集長からご尽力を頂きましたことを、心から御礼申し上げます。

また、カバーと文中のイラストを描いていただきましたミツヤ様にも御礼申し上げます。

原　久子

［ 見るだけで活力が湧く太陽のカード。
見るだけで心を癒す月のカード。 ］

moon cards

ザ・サン アンド ザ・ムーンカーズ

▼原久子先生、初の心眼フォトカード集▼

原式呼吸法 ＆ 瞑想法を通して独自のヒーリング術を開発し、心の浄化を実践する原久子先生の心眼を通して撮影した、「美しい太陽と月」の写真に、日々の言葉をしたためたカードとミニブックのセットです。ただ見るだけで身体が熱くなり活力が湧いてくる太陽のカードと、ただ見るだけで心を静かに癒やす月カードは、迷いがちな心のお守り代わりにもぴったりです。そして、そこに書かれている言葉には自らの幸せを導くインスピレーションが得られます。

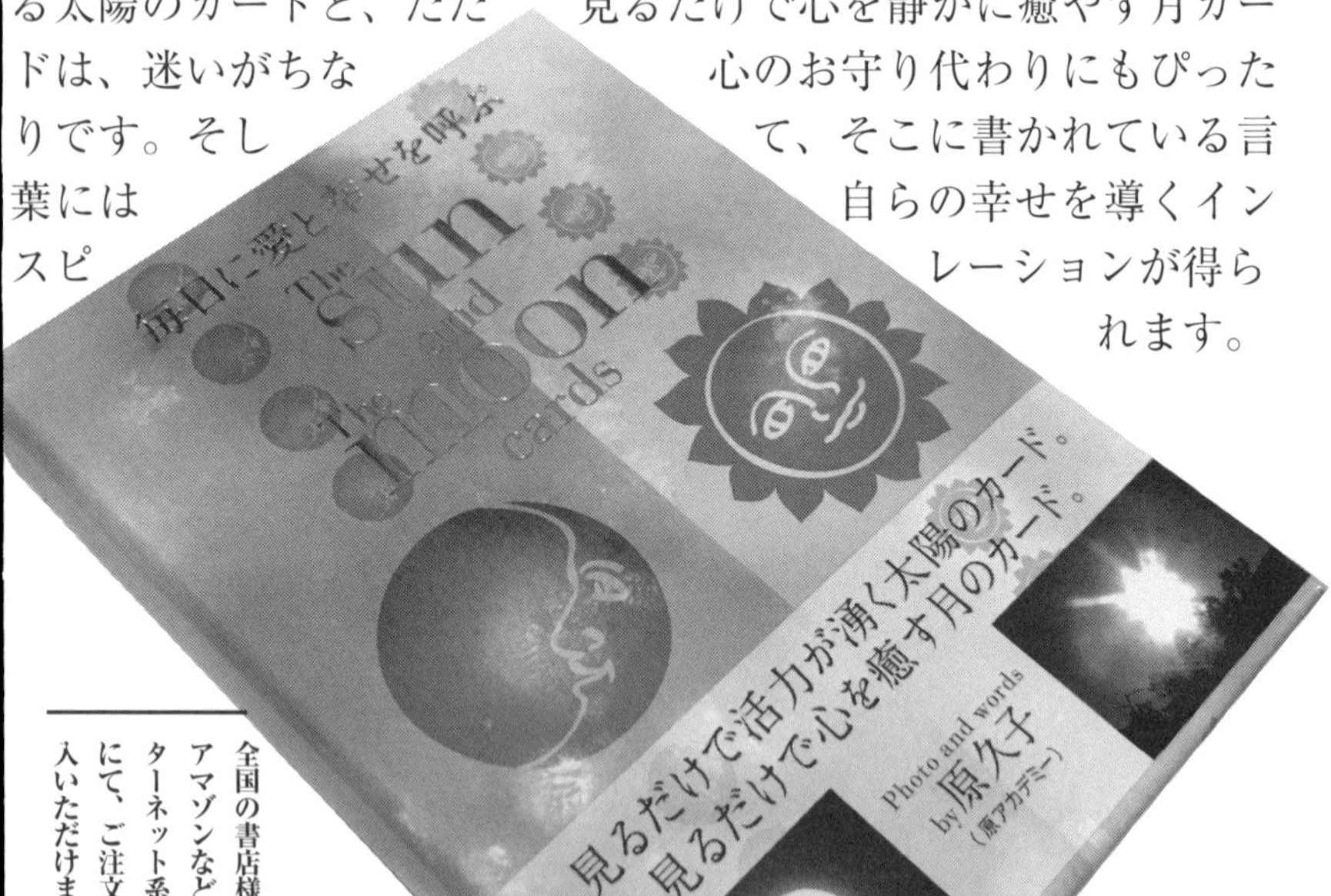

全国の書店様ほか、アマゾンなど、インターネット系の書店にて、ご注文・ご購入いただけます！

カードBOX
（フォトカード31枚ミニブック40ページ）
ISBN978-4-88144-224-1

価格：本体5,000円＋税

Photo & words
by **原 久子**
【発売】創藝社

原　久子(Hisako Hara)

H・M・A株式会社代表。名誉心理学博士（U.S.A.）

幼少の頃からの虚弱体質を呼吸法と瞑想によって克服。ヨガの研修を10年経てから、高橋信次氏に師事し、心の世界に開眼する。以来、心と体と魂の浄化・開発を目指す研究と実践指導に取り組んでいる。その間、武蔵野音楽大学卒業。東京高等鍼灸学校を卒業。東洋医学の治療家として臨床研究を重ねる傍ら、独自のヒーリング法と心の浄化を通して、理想・希望が実現するスーパーメソッドを開発し、全国でセミナーや講演活動を行なっている。また、2005年よりワンネスユニバーシティ（インド）の研修に参加し、20112年からワンネスメディテーターとして全国各地で活動している。

2012年10月に東京田端に「貸し会場ＧＡホール」を立ち上げ、人間関係を整えるための「The Force」セミナーを行っている。

2014年4月「自分を愛せればすべてはうまくいく」を出版し、アマゾン心理学部門で第1位、2015年3月出版「心も体も15歳若返る 瞑想呼吸」では呼吸・気功法部門で第1位を獲得。

2015年11月3日東久邇宮文化褒賞受賞。

2017年2月には「The sun and The moon cards ～毎日に愛と幸せを呼ぶ～」で毎日を助けるフォース（真我）の言葉と、心眼が開いた月と太陽の写真をセットにしたカードを創藝社から出版。

2017年7月KKロングセラーズ「『瞑想』であなたの願いは次々叶う」は新宿紀伊國屋書店で新書部門第1位。東京駅・品川駅のブックエキスプレスでも新書部門第1位を獲得。

著書に「心も体も15歳若返る 瞑想呼吸」「真我に目覚めれば願いが次々と叶う」「原式視力回復呼吸法」（ＫＫロングセラーズ）「自分を愛せればすべてはうまくいく」（つた書房）「感謝力」「ヒーリング呼吸法」（春秋社）「心の曇りが晴れる本」（評言社）などその他多数。

H・M・A株式会社　〒167-0053　東京都杉並区西荻南3-8-16-805
FAX:03-3335-3202
http://www.haraacademy.jp
mail:info@haraacademy.jp

瞑想によるココロとカラダの断捨離

2017年12月7日　第1刷発行

著　者 ―――― 原　久子
発行人 ―――― 松田　元
編集人 ―――― 山本 洋之
発行所 ―――― 株式会社 創藝社
〒162-0825 東京都新宿区神楽坂6-46 ローベル神楽坂10F
電話：03-4500-2406　FAX：03-4243-3760
カバーデザイン ―――― 山本 光雲
イラスト ―――― ミツヤ
印刷所 ―――― 中央精版印刷株式会社

ISBN978-4-88144-236-4 C0011